le S.A.V. des régimes

Dr Arnaud Cocaul
Avec la collaboration de Valérie Mettais

le S.A.V. des régimes

MARABOUT

À Sylvie, ma femme chérie, qui fait que chaque jour est un enchantement.

À nos enfants, Aristote, Périclès, Logan, Magnolia
et notre petite-fille Chiara.

À Sylvia et Hervé, Jeannine et Philippe, Elsje et Herman, Emmy et Ropp,
Maria Teresa et Xavier, Michèle et Alain, Alexane et Marc, Abdul, Francis
et tous les autres ami(e)s, consœurs et confrères.

À nos proches, présents et partis.

À mes patients.

En hommage à Laurent Terzieff.

À tous les cassés des régimes,

À ceux qui ont tout essayé et qui n'en peuvent plus,

À tous les nomades des régimes qui errent de l'un à l'autre
et se sont depuis longtemps égarés,

À ceux qui se sont ruinés en pilules du bonheur
et en livres de charlatans,

À ceux qui ont perdu des kilos et qui ont tout repris,
et plus encore,

À ceux qui n'arrivent plus à se regarder dans une glace,

À ceux qui grignotent, boulottent, dévorent et engloutissent,

À ceux qui, à cause de ces régimes trompeurs,
ne pensent plus qu'à ça,

À ceux qui se trouvent trop gros, trop moches,
trop tristes et tout seuls...

... ce livre est pour vous.

Aux amaigrisseurs sans scrupules qui vendent du vent,

Aux charlatans et aux gourous qui n'assurent aucun service après-vente,

À ces médecins qui colportent toutes sortes de balivernes,

Aux praticiens rétrogrades qui ont oublié de maintenir leurs connaissances à jour,

Aux terroristes alimentaires qui traitent les gens comme des délinquants nutritionnels,

Aux grands imprécateurs de contrevérités médicales,

À un certain médecin dictateur qui fit croire que la Terre entière allait maigrir par sa seule volonté et son illumination suprême,

Aux fumistes de tout poil qui monnaient des régimes bidons à prix d'or,

Aux marchands de sornettes, de mensonges et autres escroqueries...

... la guerre est déclarée.

SOMMAIRE

INTRODUCTION

Ma déclaration de principes

Vous avez tout fait ? essayé tous les régimes ? Vous avez perdu ces kilos qui vous tourmentaient ? Puis vous les avez repris ? Vous comptez parmi les innombrables déçus des régimes et vous vous dites qu'il n'y a plus d'espoir ? C'est normal et hélas très banal. ARRÊTEZ TOUT et reprenez vos esprits. Vous avez échoué, parce qu'on vous a fait échouer. Parce que tous les régimes mènent au fiasco. Parce qu'ils sont un leurre et ne sont pas une réponse à vos problèmes.

Je pense...

- Je pense que la pression exercée sur les corps, en particulier sur les corps des femmes, est incessante, dérangeante et n'a aucun fondement physiologique. Notre époque de terrorisme alimentaire provoque le désarroi du mangeur moderne.

- Je pense que nous sommes dans l'ère de l'injonction : « Maigris à tout prix et tout de suite » et que ça rend fou.

- Je pense que ceux qui vous font croire que les régimes vous feront maigrir se moquent du monde.

- Je pense que tous les régimes sont des impasses, des non-sens médicaux. Ils provoquent l'apparition de troubles majeurs du comportement alimentaire, eux-mêmes sources d'une reprise pondérale plus importante encore que la perte initiale.

- Je pense que nous sommes victimes de charlatans et autres amaigrisseurs, vers lesquels les micros des médias se tournent trop souvent, leur offrant du même coup une tribune et une publicité inconvenantes.

- Je pense que la démarche d'un certain médecin qui tend à caricaturer la nutrition et à bercer d'illusions des personnes en précarité pondérale – vous aurez reconnu le Dr Pierre Dukan –, qui fait croire que tout le monde sans exception peut maigrir relève du simplisme intellectuel et d'une approche inquisitoriale. Car gare aux brebis récalcitrantes qui se font un malin plaisir à vous mettre en échec !

- Je pense que pour les fricothérapeutes, il est aisé de mettre en avant la faillite de celui qui a échoué et non pas leur propre défaillance.

- Je pense qu'il est trop facile de faire peur aux gens et de créer une panique généralisée en criant au fléau social et à la culpabilité des personnes obèses, ainsi qu'à leur responsabilité dans le trou de la Sécurité sociale...

- Je suis convaincu que la prescription de régimes est le plus souvent franchement nocive. « Avant tout, ne pas nuire » : tel est le serment que font pourtant les médecins.

- Je pense que, en diabolisant telle ou telle catégorie d'aliments, les régimes véhiculent des idées fausses.

- Je pense qu'il faut arrêter de prendre les gens pour des idiots, incapables de comprendre les choses : dans le cadre d'une consultation de nutrition, en expliquant à notre partenaire qu'est le patient, nous pouvons tout à fait lui faire prendre conscience de la rigueur scientifique de notre approche.

- Je suis convaincu, que, en nutrition, il est interdit d'interdire – sauf lors d'une allergie alimentaire, bien sûr.

- Je pense que prôner le « non-régime » n'est pas pour moi une position facile et qu'il est encore difficile de convaincre de son bien-fondé. Mais ça viendra.

- Je suis convaincu que, si les régimes étaient efficaces, l'obésité arrêterait sa croissance. Mais, si un régime marchait, cela reviendrait à faire fi de notre individualité même. Nous sommes tous différents : nous prenons et perdons du poids de manière différente. Face à cette prise et à cette perte de poids, nous sommes face à de l'organique, qui peut résister, suivre ses propres logiques et ne pas obéir comme on voudrait qu'il le fasse. Et cet acte de désobéissance se manifeste parfois violemment par des phases de grignotage ou de remplissage intempestifs et incontrôlables.

- Je suis depuis longtemps convaincu, comme les équipes des professeurs Basdevant à Paris, Jean-Michel Lecerf à Lille, Michel Krempf à Nantes, Olivier Ziegler à Nancy et Martine Laville à Lyon, que la réponse à apporter à la question de la perte pondérale est complexe et interdisciplinaire.

J'ai honte...

- J'ai honte que des médecins se soient perdus dans cette jungle des régimes médiatisés et, plus encore, qu'ils aient entraîné leurs patients dans leurs errances.

- Je suis stupéfait d'entendre certains médecins débiter des tas d'âneries sur toutes sortes de médias, alors que, hélas pour leurs patients, ils ne sont pas au courant de l'état des connaissances nutritionnelles récentes.

- Je suis atterré de voir à quel point, dans notre société, le « gros » est stigmatisé. S'il ne maigrit pas, et pas assez vite, c'est sûr, c'est qu'il manque de volonté ! Quelle bêtise et quelle absence de clairvoyance de penser cela ! Notre inégalité face à la génétique et à notre environnement socio-économique est grande : chacun d'entre nous équilibre son poids d'une manière différente, et certains y parviennent mieux que d'autres. Parfois, il suffit d'un tout petit détonateur pour amorcer la mèche de l'obésité.

- Je suis révolté de voir que, dans le domaine des régimes, nous sommes en plein dans l'ère du scientisme, et non pas de la science médicale. Cet obscurantisme fait peur, car il établit un « ordre pondéral », qui sème la terreur et crée un carcan de plus sur chacun et chacune d'entre nous : il y a ceux qui ont réussi et ceux qui n'y arrivent pas. Honte sur ces derniers : car tout le monde peut le faire, puisque la méthode marche chez tout le monde – d'ailleurs, c'est écrit dans le livre ! Si ça ne marche pas, c'est uniquement votre faute : vous avez failli, ce qui provoque votre exclusion et rajoute à votre mésestime.

Je vous propose...

- Je vous propose de renoncer aux croyances... Non, vous n'allez pas atteindre un poids que vous ne pourrez pas tenir. Oui, il est préférable d'adopter un point de vue réaliste, mais optimiste !

- Je vous propose de restaurer votre image de vous-même, qui a été abîmée par des années de régimes et les fausses allégations des amaigrisseurs.

- Je suis persuadé depuis longtemps que, concernant la prise en charge nutritionnelle et la gestion de la perte de poids, la « médecine des régimes » fait fausse route. Je vous propose une autre direction, une autre manière d'envisager les choses : il ne s'agit pas de la « méthode Cocaul », ce qui serait outrecuidant et pontifiant, mais d'une voie de sagesse et de bon sens pour en finir avec les leurres.

- Je vous propose de passer d'une médecine du poids à une médecine des poids. Une médecine « à la carte », personnalisée. Une médecine plurielle, car le problème du poids est toujours pluriel.

Je n'ai pas de régime à vous vendre...

- Je n'ai pas de produits miracle à vous vendre, que vous retrouverez en supermarché ou en pharmacie.
- Je n'ai pas de liste d'aliments interdits ou autorisés à vous faire télécharger.
- Je n'ai pas de menus tout faits ni de recettes stéréotypées à vous monnayer.
- Je n'ai pas à vous délivrer de message comme s'il s'agissait d'une vérité révélée, mais je fonde mes propos sur des preuves scientifiques validées et publiées.

Je veux contribuer...

- Je veux contribuer, avec d'autres médecins, avec des diététiciens et des psychothérapeutes, au service après-vente des cassés des régimes.

- Je souhaite vous aider à trouver ou à retrouver une estime de soi.

- Je veux vous aider à ne plus vous consoler en vain avec des prises de nourriture de plus en plus imposantes et destructrices.

- Je veux vous aider à ne plus faire jouer à la nourriture le rôle qui n'est pas le sien.

- Je veux vous convaincre de ne plus diaboliser la nourriture, de ne plus la considérer comme votre pire ennemie, de ne plus croire au pouvoir diabolique d'un paquet de chips ou d'une barre de chocolat...

- Je veux vous convaincre d'arrêter le cercle infernal des régimes à répétition. Non, vous n'êtes pas nul. Non, ce n'est pas toujours votre faute.

- Je vous demande de renoncer à tous ces régimes dissociés, restrictifs et hypocaloriques, et de voir les choses d'une autre manière. C'est-à-dire de changer de vie. Cela n'est pas facile. Et ce n'est peut-être pas uniquement votre alimentation qui est en cause, mais aussi et d'abord votre mode de vie, qui est inadapté à vos besoins réels.

Je veux vous convaincre...

- Je veux vous convaincre que la meilleure des préventions à la prise de poids est d'une part de ne pas faire de régime, d'autre part de bouger, bouger, bouger.

- Je veux vous faire prendre (un peu) conscience de certains automatismes alimentaires et comportementaux, de certaines habitudes ou de certaines difficultés qui vous empêchent d'y voir plus clair dans votre rapport à la nourriture.

- Je veux vous informer pour que vous deveniez (un peu plus) maître de vos décisions.

- Je désire vous faire part de mon expérience de nutritionniste et de ce que me racontent, tous les jours, les personnes qui, souvent désespérées, viennent me voir en consultation.

- Je souhaite, afin de vous aider au mieux, partager avec vous les conseils et les pistes que j'ai rassemblés au fil du temps. Les témoignages de mes patients qui figurent dans ce livre sont authentiques ; seuls leurs prénoms ont été modifiés.

Je veux vous aider...

- Je veux vous aider à vous y retrouver dans la jungle alimentaire et nutritionnelle.

- Je veux vous aider à démonter les pièges tendus par les industriels de l'agro-alimentaire et de la distribution pour vous faire acheter et consommer ce dont vous n'avez nul besoin.

- Je veux vous aider à résister à vos enfants, à leur tour pris au piège de la publicité.

- Je veux vous aider à comprendre et à déchiffrer les étiquettes nutritionnelles des produits alimentaires qui, pour la plupart, restent trop gras, trop sucrés, trop salés et trop copieux.

Il y a un avant et un après

Avant, c'était quand vous croyiez aux régimes – qui allaient faire fondre vos bourrelets en vous privant de tout. C'était quand vous comptiez vos calories, pesiez vos aliments et pensiez voir le diable dans une part de quiche ou un morceau de chocolat.

C'était quand vous dépérissiez devant trois feuilles de salade, une tranche de jambon et un bol de fromage blanc, lorsque vous déprimiez au moindre écart. C'était quand un gourou hyperprotéinant vous gavait à la télévision d'injonctions à maigrir à coups de son d'avoine et de coaching sur Internet.

Avant, c'étaient tous ces kilos que vous aviez repris, et plus encore.

Après, c'est sans promesses irréalistes et intenables. C'est sans frustrations ni obsessions qui, de toute façon, ne mènent à rien. C'est sans crédulité, mais avec de la vigilance, de l'autonomie de pensée et du sens critique. C'est un chemin vers le PLAISIR retrouvé de manger, de cuisiner, de partager vos repas, de bouger, de respirer, de vivre. C'est une personne avertie, informée, respectée et écoutée, qui en vaut au moins deux.

Après, c'est vous, aujourd'hui, bien décidé à vous occuper de vous, à ne plus vous en laisser conter et à ne plus jamais faire de régime !

TEST

COMMENT MANGEZ-VOUS ?

en 90 questions

Répondez aux 90 questions suivantes en toute sincérité.
Puis reportez-vous aux résultats à la fin de ce questionnaire.

1. Vous arrive-t-il de décaler vos heures de repas ? ❑ oui ❑ non
2. Vous arrive-t-il de ne faire qu'un plat unique le midi et/ou le soir ? ❑ oui ❑ non
3. Vous arrive-t-il de sauter un repas ? ❑ oui ❑ non
4. Vous arrive-t-il de passer à table sans avoir faim ? ❑ oui ❑ non
5. Vous arrive-t-il de passer à table sans plaisir ? ❑ oui ❑ non
6. Vous arrive-t-il de manger couché sur votre lit ou devant une table basse ? ❑ oui ❑ non
7. Vous arrive-t-il de ne pas faire tout le repas assis et de vous lever plusieurs fois ? ❑ oui ❑ non
8. Vous arrive-t-il de vous resservir à table ? ❑ oui ❑ non
9. Vous arrive-t-il de trop manger ? ❑ oui ❑ non
10. Vous arrive-t-il de finir complètement votre assiette ? ❑ oui ❑ non
11. Vous arrive-t-il de finir l'assiette de votre enfant ? ❑ oui ❑ non
12. Vous arrive-t-il de manger debout ? ❑ oui ❑ non
13. Vous faut-il un bruit de fond constant pour manger ? ❑ oui ❑ non
14. Mangez-vous plutôt rapidement ? ❑ oui ❑ non
15. Avez-vous des problèmes dentaires ? ❑ oui ❑ non
16. Avez-vous mal aux dents ou aux mandibules quand vous mangez ? ❑ oui ❑ non
17. Vous arrive-t-il de ne pas mastiquer ? ❑ oui ❑ non
18. Faites-vous des grosses bouchées ? ❑ oui ❑ non
19. Votre repas dure-t-il moins de 20 minutes ? ❑ oui ❑ non

20. Avalez-vous tout rond ? .... ❑ oui ❑ non

21. Mangez-vous en ne faisant aucune pause ? .... ❑ oui ❑ non

22. Vous servez-vous dans des grandes assiettes ? .... ❑ oui ❑ non

23. Salez-vous systématiquement sans goûter ? .... ❑ oui ❑ non

24. Buvez-vous parfois des boissons sucrées à table ? .... ❑ oui ❑ non

25. Vous arrive-t-il de sortir de table en ayant l'impression d'avoir trop mangé ? .... ❑ oui ❑ non

26. Vous arrive-t-il d'être ballonné en sortant de table ? .... ❑ oui ❑ non

27. Avez-vous mal au ventre en sortant de table ? .... ❑ oui ❑ non

28. Vous arrive-t-il d'être encore affamé en sortant de table ? .... ❑ oui ❑ non

29. Pourriez-vous vous passer de manger dans la journée ? .... ❑ oui ❑ non

30. Êtes-vous obsédé en permanence par l'idée de manger ? .... ❑ oui ❑ non

31. Mangez-vous toujours la même chose ? .... ❑ oui ❑ non

32. Privilégiez-vous les plats tout préparés ? .... ❑ oui ❑ non

33. Êtes-vous allergique au fait de cuisiner ? .... ❑ oui ❑ non

34. Grignotez-vous ? .... ❑ oui ❑ non

35. Mangez-vous en dehors de la cuisine ou de la salle à manger ? .... ❑ oui ❑ non

36. Mangez-vous quand vous êtes stressé ? .... ❑ oui ❑ non

37. Mangez-vous parfois pour vous calmer ? .... ❑ oui ❑ non

38. Mangez-vous parfois sans y penser ? .... ❑ oui ❑ non

39. Vous sentez-vous coupable de manger ? .... ❑ oui ❑ non

40. Faites-vous des arrêts prolongés à la cuisine ? .... ❑ oui ❑ non

41. Dites-vous toujours oui à quelqu'un qui vous sert ? .... ❑ oui ❑ non

42. Vous est-il déjà arrivé de vous lever la nuit en ayant faim ? .... ❑ oui ❑ non

43. Mangez-vous ou buvez-vous souvent quelque chose avant de dormir ? .... ❑ oui ❑ non

44. Vous sentez-vous mieux après avoir mangé en dehors des repas ? .... ❑ oui ❑ non

45. Vomissez-vous ? ❏ oui ❏ non

46. Chipotez-vous à table ? ❏ oui ❏ non

47. Faites-vous vos courses à jeun ? ❏ oui ❏ non

48. Achetez-vous souvent des produits vus à la télévision ou dans les publicités ? ❏ oui ❏ non

49. Avez-vous des achats réflexes au moment d'arriver à la caisse ? ❏ oui ❏ non

50. Achetez-vous facilement des produits alimentaires en promotion, du type + 25 % gratuits ? ❏ oui ❏ non

51. Avez-vous déjà fait un régime restrictif ? ❏ oui ❏ non

52. Avez-vous déjà fait plusieurs régimes restrictifs ? ❏ oui ❏ non

53. Enchaînez-vous les régimes ? ❏ oui ❏ non

54. Surveillez-vous plus votre poids après vos régimes qu'avant ? ❏ oui ❏ non

55. Est-ce que maigrir signifie plutôt se priver ? ❏ oui ❏ non

56. Est-ce que maigrir signifie plutôt perdre rapidement du poids ? ❏ oui ❏ non

57. Est-ce que maigrir signifie plutôt s'interdire des aliments ? ❏ oui ❏ non

58. Êtes-vous découragé si vous craquez de temps en temps ? ❏ oui ❏ non

59. Privilégiez-vous les buffets à volonté dans les restaurants ? ❏ oui ❏ non

60. Faites-vous des stocks importants de nourriture chez vous ? ❏ oui ❏ non

61. Jetez-vous régulièrement de la nourriture ? ❏ oui ❏ non

62. Dispersez-vous la nourriture dans différents endroits de votre habitation ? ❏ oui ❏ non

63. Gardez-vous les emballages d'origine des produits alimentaires ? ❏ oui ❏ non

64. Le poste alimentation est-il, dans votre budget, un poste important ? ❏ oui ❏ non

65. Êtes-vous plutôt sédentaire ? ❏ oui ❏ non

66. Regardez-vous souvent la télévision ? ❏ oui ❏ non

67. Mangez-vous parfois devant la télévision ? ❏ oui ❏ non

68. Faites-vous plusieurs cuisines pour les différents membres de la famille ? .. ❑ oui ❑ non

69. Consommez-vous souvent des boissons sucrées ? .... ❑ oui ❑ non

70. Aimez-vous instaurer des rituels dans votre vie ? .... ❑ oui ❑ non

71. Ressentez-vous souvent le besoin de manger, même sans faim ? .... ❑ oui ❑ non

72. Quand vous craquez, est-ce toujours sur le même type d'aliment ? .... ❑ oui ❑ non

73. Oubliez-vous souvent ce que vous avez mangé la veille ? .... ❑ oui ❑ non

74. Ressentez-vous parfois de l'aversion pour la nourriture ? .... ❑ oui ❑ non

75. Ressentez-vous parfois du dégoût pour la nourriture ? .... ❑ oui ❑ non

76. Mangez-vous souvent seul ? .... ❑ oui ❑ non

77. Vous arrive-t-il souvent de perdre confiance en vos capacités ? .... ❑ oui ❑ non

78. Vous arrive-t-il souvent de vous détester ? .... ❑ oui ❑ non

79. Avez-vous plutôt tendance à éviter de vous regarder dans la glace ? .... ❑ oui ❑ non

80. Écartez-vous volontairement certaines catégories d'aliments ? .... ❑ oui ❑ non

81. Votre entourage exerce-t-il une pression sur vous pour perdre du poids ? ❑ oui ❑ non

82. Exercez-vous seul cette pression ? .... ❑ oui ❑ non

83. Pensez-vous que le stress reste indépendant de la prise de poids ? .... ❑ oui ❑ non

84. Subissez-vous des brimades au travail, dans votre entourage,
dans votre famille ? .... ❑ oui ❑ non

85. Avez-vous toujours évité de voir un médecin pour votre poids ? .... ❑ oui ❑ non

86. Pensez-vous que le psychisme est indépendant de la prise de poids ? .... ❑ oui ❑ non

87. Avez-vous toujours évité de voir un psy pour votre poids ? .... ❑ oui ❑ non

88. Pensez-vous qu'il vaut mieux maigrir seul ? .... ❑ oui ❑ non

89. En matière de poids, sommes-nous tous égaux ? .... ❑ oui ❑ non

90. Fonctionnez-vous sur la loi du tout ou rien ? .... ❑ oui ❑ non

RÉSULTATS

- **Vous avez entre 0 et 29 points.**

  Vous pouvez contrôler votre poids, mais avec un soutien de type coach. Demandez conseil à un médecin.

- **Vous avez entre 30 et 59 points.**

  Attention : vous êtes susceptible d'aggraver votre situation. Réagissez maintenant. Une aide médicale est nécessaire. Sortez du schéma régimes restrictifs = amaigrissement. Vous ne seriez pas en train de remplir ce questionnaire si ces régimes trompeurs avaient eu une quelconque influence positive sur votre santé. Revenez donc aux choses sérieuses et claquez la porte à tous les amaigrisseurs.

- **Vous avez entre 60 et 90 points.**

  Ne perdez plus de temps : une prise en charge pluridisciplinaire vous est indispensable, qui comprend un soutien psychothérapeutique régulier, mené par un professionnel expérimenté et empathique.

Quel que soit votre résultat, bougez selon vos capacités physiques actuelles. Et n'oubliez pas que, dans la fable, c'est la tortue qui arrive la première. Les départs en trombe ne donnent souvent naissance qu'à des feux follets. Le poids exige du temps, de la patience, des compétences, un dialogue et la conscience de la responsabilité de chacun.

Première partie

AVANT

***Avant**, c'était quand vous croyiez aux régimes – qui allaient faire fondre vos bourrelets en vous privant de tout. C'était quand vous comptiez vos calories, pesiez vos aliments et pensiez voir le diable dans une part de quiche ou un morceau de chocolat.*

C'était quand vous dépérissiez devant trois feuilles de salade, une tranche de jambon et un bol de fromage blanc, lorsque vous déprimiez au moindre écart. C'était quand un gourou hyperprotéinant vous gavait à la télévision d'injonctions à maigrir à coups de son d'avoine et de coaching sur Internet.

***Avant**, c'étaient tous ces kilos que vous aviez repris, et plus encore.*

1

Pourquoi et comment les régimes ratent tout le temps

Pourquoi ? Parce qu'ils sont tous plus ou moins fondés sur des restrictions, des frustrations, des déséquilibres nutritionnels et un contrôle incessant de vous-même.

Comment ? En vous faisant reprendre peu et peu et sournoisement tous les kilos perdus, en déréglant votre corps et en minant votre moral. Les régimes, c'est inhumain.

J'ai entendu parler de nombreux régimes et j'en ai essayé certains. Les régimes peuvent-ils être classés en grandes familles ?

À peu près, même si ça reste artificiel et ne sert pas à grand-chose...

Les régimes, qu'ils soient archi-célèbres ou parfaitement inconnus, faussement rationnels ou franchement farfelus, peuvent plus ou moins être classés en différentes familles selon leur approche. Mais je vous préviens : tous sans exception parviennent au même résultat. Vous perdez du poids plus ou moins vite. Et vous reprenez tous vos kilos, et souvent d'autres encore, plus ou moins vite également...

• **Les régimes hypocaloriques** conseillent de limiter avant tout l'apport en calories, quelle que soit leur provenance.

• **Les régimes d'exclusion** préconisent de retirer de vos menus un type d'aliment, par exemple les sucres ou les graisses, les fruits ou la viande.

• **Les régimes dissociés** conseillent de ne manger qu'un seul type d'aliment – donc de « dissocier » pour éviter les « mauvaises associations » entre les aliments, accusées de faire grossir...

• Dans ce registre, **les régimes hyperprotéinés** sont fondés sur la consommation exclusive ou presque d'aliments riches en protéines.

• Il y a aussi **tous les autres** régimes qui, au départ, ne sont pas spécialement conçus pour mincir, mais qui ont été recyclés... Par exemple le régime détox, le régime végétarien, le régime bio, le régime sans gluten, le jeûne, et j'en passe).

Cela dit, cette répartition des régimes en plusieurs familles est souvent artificielle. On parle de régimes restrictifs, mais ils sont nécessairement hypocaloriques. On parle de « restriction », mais il y a toujours là-dedans de la « dissociation », puisqu'il ne faut pas mélanger, « associer », certains nutriments entre eux. Et tous les régimes sont hyperprotéinés : en nutrition, le b.a-ba médical nous apprend que les protéines calent et renforcent la satiété.

› Parole de médecin

« **J'exerce comme nutritionniste** à Paris depuis plus de vingt ans. Depuis toutes ces années, dans mon cabinet et à l'hôpital, je reçois des femmes et des hommes exténués et démoralisés, qui ne savent plus à quel régime se vouer.

Par ma formation, mon parcours et mes rencontres, je me suis très tôt intéressé à la nutrition, aux erreurs qu'on commet sans le savoir et surtout au fait que l'acte de manger se tient au cœur de notre manière d'être, de penser, de partager ou non avec les autres, d'exprimer ou non son mal-être, ses difficultés à exister, à se sentir aimé, présent, considéré.

C'est la raison pour laquelle je suis convaincu que toutes les disciplines doivent se rencontrer autour de cet acte de manger – des médecins, certes, qu'ils soient généralistes ou bien spécialistes de pathologies liées à une mauvaise alimentation, mais également des sociologues, des psychiatres, des psychologues ou des psychanalystes, qui vous aident à comprendre ce qui se joue là. »

Trouvez-vous que tous les régimes amincissants se valent ?

Oui. Les régimes amaigrissants apparaissent dans l'univers de la nutrition telles des étoiles filantes : un régime vedette en chasse un autre, bientôt effacé et suivi par un autre encore… Et son auteur sera subitement et un temps placé sous les projecteurs médiatiques avant de sombrer tout aussi subitement dans le néant…

Ce qui, en règle générale, distingue les régimes entre eux, c'est leur répartition en macronutriments. Tous sont, bien entendu, hypocaloriques. On a ainsi étudié quatre régimes parmi les plus courants, dont la teneur en lipides, en glucides et en protéines variait. Résultat ? À court, à moyen ou à long terme, la perte de poids a été la même, quel que soit le macronutriment manipulé. Inutile de varier les tortures, car elles aboutissent toutes à la même chose.

Il y en a de plus farfelus et de plus terribles que d'autres. Si on pouvait en rire, voici les onze régimes que je préfère pour leur aspect totalement délirant… À fuir de toute urgence, bien sûr !

1. Le régime savon : si, si, je vous assure, ça existe. Une de mes patientes en mangeait régulièrement pour se couper la faim. Elle ne m'a pas dit si elle faisait des bulles.

2. Le régime Twilight : pour les inconditionnels de Robert Pattinson et de Kristen Stewart. Comme tout bon vampire qui se respecte, vous ne mangez que du rouge : des betteraves, de la purée de tomates, du gaspacho, du steak cru arrosé de vin rouge ou de jus d'oranges sanguines... En une semaine, vous ne pourrez plus voir le rouge en peinture, c'est sûr !

3. Le régime Coca : buvez jusqu'à plus soif du Coca light en vous obligeant à ne rien manger d'autre. Ballonnements et rots garantis.

4. Le régime banane : comme le précédent, il mise sur la monotonie. Mangez-en neuf par jour. Mauvais jeu de mots garanti.

5. Le régime eau : à chaque sensation de faim, buvez un verre d'eau. Hôpital garanti.

6. Le régime pamplemousse : pendant deux mois et demi, vous ne mangez donc que des... pamplemousses. En cas de fringale, Jennifer Lopez sortirait de son sac un flacon rempli d'huile de pamplemousse, qu'elle respirerait pour apaiser ses pulsions alimentaires...

7. Le régime spaghettis : chic, vous ne mangez que des pâtes.

8. Le régime des groupes sanguins : tous les hommes de Cro-Magnon auraient été du groupe O et se seraient donc exclusivement nourris de viande. Selon la théorie de Peter J. d'Adamo, un naturopathe américain, certains aliments ne seraient pas adaptés à votre groupe et risqueraient de déclencher une production d'anticorps, responsables de désordres organiques. Bravo pour la fumisterie !

9. Le régime ADN : très en vogue aux États-Unis. Vous faites un test génétique et, selon les résultats, on vous prodigue des conseils diététiques. Le faussement scientifique dans toute sa splendeur.

10. Le régime pleine lune : vous ne consommez que des liquides, du type potages et eau, et des aliments semi-liquides, du type yaourts, les jours de la nouvelle et de la pleine lune. Vous alternez une période « énergisante » et une période « purifiante » – je cite. Sans commentaire.

11. Le régime selon les couleurs : vous faites une semaine blanche, une semaine verte, une semaine orange, une semaine rouge. Le délire multicolore.

Et que dire encore des plus célèbres, du régime soupe aux choux en passant par le régime œufs durs... Sans oublier le « régime sans miettes », dans lequel on ne mange que des produits sans miettes ni épluchures, directement dans leur boîte, par exemple des crèmes glacées ! Je continue ?...

Loin de moi l'envie de me moquer de toutes celles et de tous ceux qui perdent tout sens critique pour se délester de leurs kilos. Je n'ai choisi que les plus drôles... Que penser par exemple de la ligature des mâchoires, pratiquée par certains mannequins ? ou du régime ver solitaire – on achète sur Internet un tænia, on l'ingurgite et on le fait prospérer ? Effet amaigrissant assuré pour ceux qui ont vu ***Alien.*** Beurk ! Ces régimes expriment surtout la pression terrible exercée sur certaines femmes ainsi que leur désespoir absolu : elles sont prêtes à tout pour ne pas prendre un gramme.

Des médecins et des diététiciens passent souvent à la télévision pour parler de régimes. Peut-on leur faire confiance ?

Pas toujours...

L'espace médiatique, qui a longtemps été inoccupé par des membres du corps médical réalistes, a donné de la place et de l'audience à de nombreux marchands du Temple et autres vendeurs de miracles, fricothérapeutes dans l'âme : ils ont fait croire qu'il était facile de perdre du poids si on suivait à la lettre les principes vendus dans leurs livres de régime, relayés par des sites Internet (payants) et étayés par des témoignages sensationnels de personnes un peu naïves, sous influence, « gouroutisées »...

Dans les années 1980, les références de la télévision en matière de régimes s'appelaient Rika Zaraï et Michel Montignac. L'opposition était faible. Les micros se tendaient facilement. Puis les années 1990 ont commencé à voir fleurir les émissions de télé-réalité. Ainsi, sur M6, « J'ai décidé de maigrir » réunissait six médecins, depuis le moins crédible jusqu'au plus crédible – Jean-Philippe Zermati –, et les plaçait au même niveau. Le but ? Mettre en avant la méthode qui garantissait l'amaigrissement le plus spectaculaire, car le plus rapide et non pas le plus durable – ce qui change tout. Mais on est à la télévision : on fait du spectacle avec tout, il faut que ça aille vite...

Comment un médecin sérieux et digne de son nom, qui mène une véritable réflexion sur l'obésité et le surpoids, pouvait-il trouver sa place parmi des collègues qui rêvaient tous d'une place au soleil, c'est-à-dire l'audimat et la reconnaissance ? Dans ces situations, on ne retient que le show, pas le travail de fond.

Alors, les années 2000 ont vu arriver la star intergalactique : le Dr Pierre Dukan. Il était venu faire maigrir coûte que coûte la planète Terre toute entière, menacée par des cellules adipeuses monstrueuses et gloutonnes ! Quasiment en mission de service public, il allait sauver les finances de la France et rétablir sa balance commerciale en faisant en sorte que chacun atteigne le « juste poids » – il fallait l'inventer, il l'a fait ! Alors le monde se divisa en « proDukan » – les convertis – et en « antiDukan » – les ignorants...

Tout le monde ne parlait plus que de ça. Tout le monde allait maigrir, maigrissait et maigrit encore, avec ce cher docteur Pierre Dukan. On ne voyait plus que lui. Et, pour couronner le tout, le « Grand Amaigrisseur » déclina son nom sous toutes les formes possibles de produits dérivés et autres plats préparés, en vente non seulement en supermarché, mais également en pharmacie ! Chapeau bas pour la leçon de marketing. Et bienvenue dans le monde des conflits d'intérêts.

Aujourd'hui, le réveil est dur : la très grande majorité de ceux qui ont voulu maigrir avec la méthode Dukan ont repris leurs kilos, et plus encore. Aujourd'hui, j'en reçois beaucoup dans mon cabinet ou à l'hôpital, qui sont désespérés, cassés, énormes.

› Parole de médecin

« **"T'as pas de volonté !,** me dit tout le temps mon mari. J'en ai assez d'entendre ça et d'enchaîner les régimes. Je n'y arrive pas ! Les autres, elles y arrivent, mais pas moi !"

Combien de fois ai-je entendu une femme parler ainsi dans mon cabinet ! Non seulement les régimes ne marchent pas et font, à terme, prendre et reprendre du poids, mais ils font vaciller, pour finir parfois par les ébranler sérieusement, l'estime de soi et la confiance en ses propres capacités. Stop ! »

Comment s'y retrouver parmi tous les ouvrages et les émissions qui traitent de nutrition et de régimes ?

Bonne question !

En développant votre esprit critique. Dans cette tâche, vous n'êtes pas aidé, il faut le reconnaître. Quand deviendra-t-il obligatoire de placer un bandeau sur tous les ouvrages traitant de régimes, qui indiquera que cela peut interférer avec votre état de santé ? Comment accepter que des livres de diététique soient vendus comme de la littérature, sans aucune mise en garde ? Comment ne pas halluciner quand le livre d'un médecin– j'ai nommé le Dr Pierre Dukan – est présenté comme un « Coup de cœur du libraire » par une enseigne ? (Je ne savais pas que cette dernière disposait d'un comité scientifique.) Où est la caution médicale ?… Devant tout ça, fuyez !

À la télévision et ailleurs, les amaigrisseurs ont toujours une étude reluisante qu'ils sortent de leur chapeau et qui, ô miracle, démontre les bienfaits de leur méthode sur une durée de six voire de douze mois. Mais cela n'est rien sur un plan médical ! Ce qui compte, ce sont les études au long cours, menées pendant plusieurs années, publiées et validées par des comités de lecture scientifiques – seules, elles permettent donc de se faire une opinion plus réaliste.

De plus, le nombre de personnes volontaires, suivies lors d'études (on parle de cohorte) sur des régimes très populaires – excepté le régime Weight Watchers – est trop faible. Cela ne permet pas de se faire une idée sur une population plus large.

Enfin, la plupart des études qui vantent les mérites extraordinaires de certains régimes ont été achetées à des instituts de sondage : elles ont donc été réalisées sur des panels d'individus non pas aléatoires, mais plutôt en sympathie avec les principes du régime. Le « test » n'est donc pas fiable !

D'ailleurs, aucune de ces études n'est jamais publiée dans une revue médicale internationale digne de son nom et dotée d'un comité de lecture impartial…

Existe-t-il des régimes efficaces ? ou au moins acceptables ?

Le seul « régime » acceptable, c'est le « non-régime »… Cela pour toutes les personnes qui ne présentent aucune pathologie particulière.

C'est celui que vous pourrez suivre toute votre existence. C'est celui que vous pourrez suivre, mais qui vous maintiendra à l'intérieur de la société et qui vous laissera vivre votre vie sans trop de contraintes, en particulier sans restrictions. Car, dans le domaine de la nutrition au jour le jour et au long cours, l'adage numéro un est : « Il est interdit d'interdire ! » Dès lors qu'on se voit interdire un aliment ou un type d'aliment – excepté dans le cas d'allergies ou de maladies très précises –, on se désocialise.

INFO

ÉCHECS ET CHIFFRES

✔ Pour 2/3 des femmes, suivre un régime amaigrissant est vécu comme une étape difficile.

✔ Pour 1/3 d'entre elles, cela est vécu comme très difficile.

✔ Sur une période de 5 ans, 95 % des personnes ayant suivi un régime ont repris leur poids, ou en ont pris davantage.
Un taux de 95 % d'échecs, c'est tout de même impressionnant !
Pourtant, les personnes qui y croient et qui tentent cette terrible épreuve sont toujours aussi nombreuses.
Les dossiers publiés chaque printemps par les magazines féminins sont toujours aussi fournis et aussi lus... Même chose pour les émissions télévisées.

Mon régime préféré n'est donc pas le « régime Cocaul », mais le non-régime – rappelons que je n'ai rien à vous vendre... Je suis un membre fervent d'une secte particulière : celle qui prône le renoncement à l'autoflagellation ! Celle qui refuse qu'on se punisse par l'absence de tout plaisir ! Vous avez le droit absolu de craquer : c'est le premier pas vers l'acceptation de soi.

› Parole de médecin

« **Avant d'être nutritionniste,** je me prévaux d'être hygiéniste. La nutrition fait partie de l'hygiène de vie. Ces règles de nutrition et d'hygiène de vie, je commence par les appliquer tout d'abord à moi-même avant de vous les conseiller. C'est parce que j'y crois, parce que je suis convaincu de leur bien-fondé que je tente, au quotidien, de les mettre en pratique dans ma propre existence. Je bouge, je mange, je craque, donc je vis ! »

Que pensez-vous des prises de position du Dr Pierre Dukan ?

Faire croire qu'on peut faire maigrir l'ensemble de la population française – voire européenne voire mondiale voire interplanétaire... – est à mon sens lamentable et proprement abject. Ce sont des élucubrations intellectuelles et, en aucun cas, une réflexion scientifique, donc une attitude prudente et étayée.

Selon le Dr Pierre Dukan, tout le monde peut maigrir si on suit ses principes « universels », transposables à tous... Cette analyse reste extrêmement marginale dans le monde scientifique et ne trouve aucun écho dans les congrès, qu'ils soient nationaux ou internationaux. Je qualifie le Dr Pierre Dukan d'homme du passé : il n'est plus en résonance avec son époque.

La page du Dr Pierre Dukan se tourne déjà, mais que de dégâts collatéraux ! J'ai honte qu'un confrère ait pu égarer autant de personnes.

Face aux personnes en surpoids ou qui sont obèses, gardons-nous de tout jugement, de toute conclusion hâtive, du type : On est gros, car on a décidé de l'être et on ne fait rien pour que ça change !

LE TÉMOIGNAGE

de Sylvie et Christophe

« J'étais prise dans un engrenage. Je n'ai pas pu m'en sortir. »

« Il y a deux ans, le médecin de la clinique où j'ai été hospitalisée pour une infection du rein me demanda : "Madame, est-ce que vous mangez à votre faim ? Car, dans votre analyse d'urines, on constate des carences nutritionnelles sévères !"

« Il m'interroge alors sur mon alimentation. Je lui réponds que je suis le régime Dukan et que j'en suis à la phase 1, dite protal 1 [la phase d'attaque – on mange à volonté des aliments très riches en protéines]. Il me conseille d'arrêter et de reprendre une alimentation normale, variée et équilibrée.

De retour chez moi, je me dis qu'il me faut corriger mes carences. Alors, peu à peu, j'arrête de prendre du son d'avoine [un aliment phare du régime Dukan] et je remange de tout, du pain, du fromage, des légumes et des féculents, et des gâteaux que je fabrique moi-même.

« Alors, là, tout me profite ! Résultat : depuis que j'ai arrêté le régime Dukan, j'ai repris les 13 kilos que j'avais perdus en trois mois, auxquels j'ai ajouté un bonus de 8 kilos ! En plus, je fais de la tension, j'ai du cholestérol et autres problèmes liés à l'obésité...

« Le malheur est que, un an plus tôt, mon mari qui avait pris du poids après avoir arrêté de fumer, avait aussi suivi le régime Dukan. En quatre mois, il avait perdu 22 kilos. Lors de la phase 3 [la phase de consolidation,

INFO

L'EMPIRE DUKAN

✔ En avril 2012, Pierre Dukan a demandé sa radiation de l'Ordre des médecins.

✔ Ce même Ordre des médecins a engagé contre lui deux procédures. La première, car il a dérogé à l'article 13 du Code de déontologie en ne témoignant d'aucune prudence dans ses propos publics : dans sa *Lettre ouverte au futur président*, il proposait d'attribuer des points aux bacheliers qui n'auraient pas grossi lors des deux dernières années...
La seconde, car il a dérogé à l'article 19, qui stipule que la médecine ne doit pas être pratiquée comme un commerce.

✔ En 2011, Pierre Dukan a également été assigné à comparaître devant un tribunal, étant attaqué par une patiente à qui il avait prescrit comme coupe-faim du Mediator® hors autorisation de mise sur le marché. Il ne s'est pas présenté à l'audience. L'affaire est en cours.

✔ Pierre Dukan dirige 17 sociétés, qui sont en partie gérées par son fils et qui restent très actives. En 2012, il a désigné le Dr Géraldine Grauzam comme son successeur.

INFO

L'EMPIRE DUKAN

✔ Le site, sur lequel il vend un coaching personnalisé pour atteindre le « Juste Poids® », compte des dizaines de milliers d'abonnés. Il est également l'auteur d'une vingtaine de livres vendus à des millions d'exemplaires.

✔ Une cinquantaine de produits de la marque « Régime Dukan® » sont vendus en supermarché – et en pharmacie ! Arômes alimentaires, son d'avoine ou de blé, baies de gogi, gâteaux au chocolat, plats cuisinés — il est précisé qu'on peut manger à volonté des boulettes de bœuf, par exemple ! ...

✔ Le chiffre d'affaires annuel de l'empire Dukan est estimé à 100 millions d'euros. Quelque 50 millions de personnes dans le monde auraient suivi et suivraient son régime.

✔ Fin 2012, Pierre Dukan affirmait contribuer au ralentissement de la progression de l'obésité en France.

✔ Aujourd'hui, les dangers pour la santé de son régime sont dénoncés par de nombreux médecins et par l'Agence nationale de sécurité sanitaire de l'alimentation, de l'environnement et du travail (Anses).

qui réintroduit les repas normaux], il n'a plus réussi à s'arrêter et s'est mis à manger beaucoup. Aujourd'hui, il est énorme : il ne se pèse plus, car il ne voit plus les chiffres.

« J'ai donc commencé après lui. Je pensais qu'il n'avait pas eu assez de volonté et que, moi, j'allais mieux m'en sortir, car j'étais plus forte ! Mais, à chaque écart que je faisais, je recommençais une semaine d'attaque, je revenais à la phase 1... De nouveau, je ne mangeais plus que des aliments riches en protéines, etc. Mais tout ça était sans fin ! J'étais prise dans un engrenage. Je n'ai pas pu m'en sortir. »

› Parole de médecin

« **“Maintenant, j'ai envie de m'aimer,** me dit, un jour, une de mes patientes après des années d'efforts. C'est bon, c'est fini, maintenant, les régimes de privation, les prises de poids et la déprime.” »

Est-ce vrai que la consommation de protéines a un effet coupe-faim ? Avec le régime Dukan, ça marche, non ?

La plupart des régimes amaigrissants sont « hyperprotidiques », ou « hyperprotéinés » : cela signifie qu'ils sont fondés sur une consommation privilégiée ou exclusive d'aliments riches en protéines – la viande, le poisson, les œufs, les céréales... Car ces aliments calent plus que les autres, ont un pouvoir rassasiant plus grand et possèdent donc un effet coupe-faim. Cela n'est pas nouveau, loin de là. La méthode du Dr Pierre Dukan n'en est qu'une déclinaison récente, très médiatisée, devenue très célèbre, donc très suivie.

Consommer des protéines induit la synthèse des glucides dans l'intestin : c'est ce qu'on appelle la néoglucogenèse intestinale. Ce mécanisme est très important dans le contrôle du poids de l'équilibre énergétique et glucidique, donc du poids. Explication.

Après la digestion des protéines d'origine alimentaire, des peptides – des ensembles d'acides aminés – sont libérés dans la circulation sanguine. Là, ils sont captés par des récepteurs de la veine porte, qui débouche sur le foie. Les récepteurs situés dans le système nerveux de la veine porte – qui sont les mêmes que pour la morphine – sont inhibés par ces peptides : cela stimule alors le nerf vague, qui est relié au cerveau. Par retour, le cerveau envoie une réponse pour fabriquer du glucose dans l'intestin, et c'est cela qui joue le rôle de coupe-faim. Cet effet rassasiant dure entre cinq et six heures.

LE TÉMOIGNAGE *de Virginie*

« Vous êtes mon dernier désespoir… »

« Une femme vient en consultation pour la première fois. Elle pèse 135 kilos et mesure 1,66 m. Le poids le plus fort qu'elle ait jamais atteint. C'est sa mère qui l'a initiée aux régimes en lui faisant prendre des préparations douteuses à visée amaigrissante. Elle avait huit ans… Très vite, le yo-yo s'est installé, et avec lui la mésestime de soi. Elle s'est mariée. Pour rentrer dans la robe de ses rêves, elle a suivi le régime Dukan entre février et août 2010. En l'espace de sept mois, elle a perdu 40 kilos ! Sur le plan médical, c'est une aberration ! Et sur d'autres plans aussi… Et ce qui devait arriver arriva : en moins d'une année, elle avait repris 50 kilos !

Telle était son histoire quand elle est entrée dans mon cabinet. Comme bon nombre de gens qui sont dans une détresse totale, elle me déclare tout de go : "Vous êtes mon dernier espoir."

Cela m'a rappelé une autre patiente qui fit un lapsus extraordinaire en me déclarant : "Vous êtes mon dernier désespoir…" »

INFO

CE QU'ILS PENSENT DU RÉGIME DUKAN

✔ Le Dr Laurent Chevallier, nutritionniste, et moi-même, avons fait un communiqué qui soulignait les dangers du régime Dukan (AFP, novembre 2009) ; il n'eut aucun écho dans la presse.

✔ Dr Jean-Michel Lecerf, chef du service de nutrition de l'Institut Pasteur de Lille : « le régime Dukan est vraisemblablement associé à un risque accru de cancers ou de maladies cardiovasculaires » (rapport Anses, 2010).

✔ Dr Jean-Michel Cohen, nutritionniste : la méthode Dukan est « une véritable déstructuration alimentaire », qui entraîne de graves problèmes de santé chez certains patients » (*Meilleure santé*, juin 2010) – Pierre Dukan a intenté au Dr Cohen un procès en diffamation, qu'il a perdu.

✔ Dr Jean-Philippe Zermati, nutritionniste, et Dr Gérard Apfeldorfer, psychiatre : « Nul mieux que le docteur Dukan ne sait utiliser toutes les ficelles de l'amaigrisseur,

… /…

INFO

... /...

mélanger habilement les arguments pseudo-scientifiques et les méthodes d'influence, afin de tenir les individus en détresse à sa merci. Pouvons-nous alors laisser dire, le laisser agir en conservant le silence ? Nous qui passons notre temps, dans nos cabinets, à récupérer des personnes en miettes, ayant perdu toute estime d'elles-mêmes, qui ne savent plus par quel bout on tient sa fourchette ? » (*Mensonges, régime Dukan et balivernes*, Paris, Odile Jacob, 2012, et no-regime.com).

Pourquoi les régimes se soldent-ils toujours par des échecs ?

Votre corps fera tout pour reprendre le poids qui a été perdu.

Après un régime, des mécanismes de compensation hormonaux se mettent en place. Imaginons que vous ayez perdu du poids en réduisant vos apports caloriques. Quelques mois plus tard, quelques années plus tard, votre organisme s'en souvient. Pour que ces privations ne se reproduisent plus, pour lutter contre ce qu'il vit comme un danger vital, il va alors augmenter votre appétit, réguler autrement votre seuil de satiété et réduire au maximum les dépenses énergétiques. Bref, il va se préserver.

Conclusion : vous allez abaisser votre métabolisme de base, vous allez manger, vous allez reprendre vos kilos, et plus encore.

Ce mécanisme de survie était très utile à nos lointains ancêtres pour surmonter les famines ; aujourd'hui, il se révèle parfaitement inadéquat dans nos sociétés occidentales où l'opulence domine. La famine des temps modernes s'appelle régime.

En enchaînant les régimes, vous perdez cette forme d'élasticité naturelle de votre organisme, qui sait très bien gérer tout seul les excès alimentaires épisodiques. En rentrant en restriction permanente, vous abîmez vos capacités. Vous vous engagez alors dans un processus très dangereux de « dérégulation cérébrale ».

Et comment savez-vous que les régimes se soldent toujours par des échecs ?

En réalité, tout le monde le sait depuis toujours.

Je pourrais vous dire que, par expérience professionnelle, nous, les médecins nutritionnistes, nous le savons depuis très longtemps, car nous recevons dans nos consultations, que ce soit en cabinet ou à l'hôpital, d'innombrables personnes en échec récurrent, qui ont enchaîné tous les régimes comme on enfile des perles et qui sont dans des situations humaines, psychologiques, médicales, terribles.

Mais ce constat est également et avant tout étayé par de nombreuses études scientifiques. Je n'en ferai pas la liste ici, mais je pourrais par exemple citer un article, publié en 2011, qui relate les résultats d'une étude prospective. Cinquante patients non diabétiques, en surcharge pondérale ou obèses, ont suivi pendant dix semaines un régime alimentaire strict. Un an après leur perte de poids, on a constaté que le niveau des médiateurs circulants de l'appétit n'était pas revenu à son niveau initial... Cela signifie que leur appétit avait augmenté et qu'ils se mettraient encore plus à manger qu'auparavant...

> INFO
>
> **MERCI LA TÉLÉ...**
>
> ✔ Sur la chaîne Téva, à l'automne 2012, a été diffusé un documentaire appartenant à la série « Des gens extraordinaires ». Qui est le héros ? Un jeune homme du nom de David Smith, qui a perdu 180 kilos en deux ans ! Bravo ! Il pesait à l'origine 300 kilos, il n'en pèse plus que 120. Quelle volonté ! Voilà bien quelqu'un d'extraordinaire. Vous voyez bien : quand on veut, on peut. Mais ce que la série ne montrera pas, c'est que ce jeune homme, trois ans plus tard, a déjà repris 113 kilos sur les 180 initialement perdus. Gageons hélas qu'il reprendra tout, voire plus. Décidément, méfiez-vous de certains reportages télévisés.

Est-ce qu'il faut que j'établisse une liste d'aliments autorisés et une autre d'aliments interdits ? Est-ce que vous me le conseillez pour m'aider à me repérer ?

Non, surtout pas. Car il n'y a ni bons ni mauvais aliments.

Cette façon de classer les produits alimentaires en bons et en mauvais est l'un des travers les plus terribles des régimes restrictifs. Et ce sont d'ailleurs ces derniers qui ont fait croire à tout le monde qu'il s'agissait d'une vérité élémentaire, alors que c'est une idée archi-fausse, bête et dangereuse.

Ainsi, dans ce même registre, il y a la nutrition selon le Dr Pierre Dukan, avec ses « 100 aliments Dukan à volonté » – il en a même fait un livre. On lit ainsi sur Internet que ce sont des aliments « officiels », des aliments « obligatoires », que cette liste doit devenir votre « bible »... On y trouve par exemple l'eau – mais oui... –, certains sodas light ou le son d'avoine. D'autres, comme par exemple la banane, le raisin, les féculents et le pain, doivent être voués aux gémonies : ce sont les aliments « interdits », qui sont à bannir. Un peu comme si on répartissait les habitants de la planète entre les gentils et les méchants).

Non, ne diabolisez pas la nourriture. Ne tombez pas dans cette approche simpliste et sectaire.

J'ai essayé le régime Weight Watchers. Il est différent des autres, non ?

Oui pour son esprit de partage, non pour son principe hypocalorique, qui est archi-classique, mais rationnel.

À l'origine, au début des années 1960, l'Américaine Jean Nidetch a établi un programme autour duquel se sont rassemblées des énergies. Le principe Weight Watchers (« ceux qui surveillent leur poids ») se fonde sur un esprit d'équipe : vous n'êtes pas seul, vous êtes soutenu par une communauté empathique, qui partage les mêmes problèmes et les mêmes aspirations.

Dans sa version actuelle, il s'agit donc d'un programme alimentaire hypocalorique fondé sur un système de points (« Propoints »). Vous ne devez pas dépasser un quota de points journalier, ce qui laisse une certaine flexibilité. Vous comptabilisez votre nourriture, ce qui peut vous inciter à alléger le contenu de votre assiette. Les aliments les plus rassasiants sont mis en avant et dotés de pastilles de couleurs.

La dernière campagne de Weight Watchers a mis en avant la nécessité d'arrêter de faire des régimes et se présente comme un mode de vie sain. Bien entendu, je ne peux qu'adhérer à ce principe de bon sens. Je le conseille facilement à mes patients en complément de mes consultations.

- **Le point fort :** le principe de partage communautaire, qui s'exprime par les réunions hebdomadaires. Vous vous pesez à l'abri des regards, puis vous participez à la réunion et, si vous le souhaitez, vous évoquez vos difficultés pour concilier la méthode avec votre quotidien.

- **Le point faible :** la complexité du système « Propoints ». Il me paraît difficile à utiliser, mais je vois certains de mes patients jongler allègrement avec toutes ces données…

Qu'est-ce que le régime crétois ? Et qu'en pensez-vous ?

Que du bien. Ce n'est pas un « régime » amincissant, mais plus une manière de manger et de vivre.

Le régime crétois est devenu célèbre à la suite d'une étude d'Ancel Keys et de sa femme, menée dans les année 1950 ; ce scientifique américain étudiait l'influence de l'alimentation sur la santé. À l'origine, le pouvoir central grec pensait que les ressortissants crétois étaient plus mal pourvus en politique de santé et que leurs conditions de vie s'en ressentaient. La commission envoyée en Crète a été surprise de découvrir des gens âgés en bonne santé malgré un pouvoir d'achat plus modeste et une existence plus précaire. Leur alimentation a été analysée, et on a vite parlé de ce « régime crétois », ou « régime méditerranéen ».

Voici ses caractéristiques :

- les viandes rouges sont limitées ;
- les morceaux maigres sont privilégiés ;
- on mange de la volaille, du poisson et des fruits de mer ;
- il n'y a ni beurre ni crème ;
- le pourpier est amplement consommé : proche de la mâche nantaise, cette plante est riche en acides gras polyinsaturés de type oméga-3 ;
- il n'y a pas de produits manufacturés ;
- on mange des fromages secs au lait de chèvre et de brebis, en quantités limitées ;
- on mange des céréales – du boulgour, du quinoa, du riz, des pâtes, du pain complet… –, des pommes de terre (avec la peau), des légumineuses ;
- on consomme de l'huile de colza (riche en oméga-3) ;
- et on s'accorde un à deux verres de vin rouge (riche en polyphénols) par jour !

Un beau modèle à suivre, non ?

INFO

CE QUI VOUS ATTEND APRÈS VOTRE RÉGIME

80 % à 95 % des personnes reprennent du poids un an à cinq ans après la fin de leur régime.

› Parole de médecin

« Halte au syndrome Obélix ! Retrouvez l'Astérix qui est en vous, avec son appétit réfléchi, et arrêtez de manger comme son meilleur ami "un peu enveloppé"... Notre monde actuel est frappé de folie et d'incohérence, et le ciel ne va pas tarder à lui tomber sur la tête : tandis que 800 millions de personnes sont malnutries, plus de 1 milliard est trop gros. Ils sont fous, ces humains ! »

J'ai enchaîné les régimes. Je suis passé de l'un à l'autre. J'ai testé, en suivant les conseils de mes a mis. J'ai perdu, repris, perdu, repris. Je me suis un peu égaré... Qu'est-ce que je peux faire ?

Il faut voir où vous en êtes.

Le passage d'un régime à un autre, cette sorte d'errance alimentaire, contribue et continue à vous fragiliser. Vous avez peur de vous morceler, de disparaître, de ne plus exister, de vous fondre dans la masse... Votre volonté de perdre du poids a envahi toutes vos pensées : cela est devenu l'objet unique de vos préoccupations, cela vire à l'obsession, vous faisant parfois perdre toute rationalité. Vous désirez maigrir coûte que coûte, le plus vite possible et sans vous soucier de l'après !

Il n'est pas facile de renoncer à la jouissance secrète de perdre rapidement du poids... Comme si vous étiez dans la toute-puissance à la fois psychique et corporelle. De la même manière que certaines et certains courent après l'élixir de l'éternelle jeunesse à coups de botox, d'acide hyaluronique et autres bistouris, peut-être cherchez-vous à maintenir la silhouette de vos vingt ans en refusant la prise de poids ? Ou essayez-vous de plier votre corps à des exigences imposées par votre entourage plus ou moins proche ?...

Les régimes répétés sont l'une des principales cause de l'obésité. C'est vrai ?

Oui, on peut l'affirmer. Je dis toujours aux personnes obèses qui viennent me voir en consultation qu'elles ne seraient pas devenues ainsi si elles n'avaient pas fait autant de régimes ! Je ne dis pas qu'elles ne seraient pas obèses si elles ne les avaient pas suivis, mais certainement à un niveau bien moindre.

Les régimes amaigrissants abîment d'une façon qui varie selon les individus. Ce sont des désajusteurs de l'équilibre pondéral. C'est dire à quel point les régimes amaigrissants peuvent être considérés comme une véritable calamité !

Le problème, quand je fais un régime, c'est que je me sens tout seul, comme un peu puni, avec mes aliments. Comment faire autrement ?

Peut-être commencer par ne plus en faire...

Car, c'est vrai, ce qui manque à la plupart des régimes amaigrissants, c'est un aspect convivial, sociable, c'est le partage d'un repas, tout simplement. Ils reposent sur la restriction, sur la monotonie – et cela a parfois à voir avec la punition...

Par exemple, quand vous suiviez le régime Montignac – un régime dissocié –, vous aviez le droit de manger tout le foie gras que vous vouliez, mais sans toasts ! Ça ne va plus ! Qu'est-ce qui procure du plaisir, sinon l'association du foie gras et du toast ? Jean-Pierre Corbeau, célèbre sociologue de l'alimentation, évoque le triangle du mangeur : à l'une des pointes vous avez le mangeur, à une autre l'aliment, à la troisième la situation. Tout est donc relié : vous mangez un aliment dans une situation donnée et selon vos particularités alimentaires.

› Parole de médecin

« **À mon cabinet, je récupère des personnes très abîmées**, qui sortent du régime Dukan ou d'autres régimes restrictifs et qui ont repris plus que ce qu'elles avaient perdu. Elles témoignent souvent de troubles inédits du comportement alimentaire, des sortes de frénésies, des compulsions, avec un côté insatiable, comme si leur cerveau était désajusté et n'obéissait plus aux signaux habituels de satiété. Combien de fois ai-je entendu : "Moi, j'ai cru en ce régime, car c'était un docteur, le

INFO

POIDS ET LONGÉVITE

On a longtemps pensé que la restriction de nourriture avait des effets positifs sur le vieillissement, sur la longévité humaine. On l'observa chez les célèbres centenaires de l'archipel d'Okinawa, au Japon ; aujourd'hui, on évoque plutôt des erreurs d'état civil, car, au sortir de la Seconde Guerre mondiale, on ne disposait d'aucune archive fiable. Ces améliorations espérées sont donc peu probables.

En revanche, des études établissent que les régimes dits de restriction modérée ont des effets positifs chez les personnes obèses, en particulier au niveau cardiaque. Cette recherche est à améliorer pour aboutir à des régimes de restriction modérée n'ayant aucun effet rebond.

Dr Dukan. Alors, si c'était dangereux, il aurait été interdit par le Conseil de l'Ordre, non ?" Du coup, aujourd'hui, ces personnes se méfient et remettent plus facilement en question la parole médicale. »

Est-ce qu'il existe des astuces minceur ?

Oui, mais elles ne relèvent pas du sacro-saint régime amaigrissant et de son lot d'interdits et de privations.

Ce que je peux vous proposer, c'est une nouvelle façon de voir les choses, c'est de changer votre comportement alimentaire s'il a été déréglé et abîmé par tous les régimes que vous avez pu suivre. Par exemple, les applications forme et santé qui sont développées pour les smartphones sont un marché en pleine explosion. De même que la formation ou l'apprentissage en ligne. Tout cela peut vous aider beaucoup.

Et si la première astuce minceur, c'était d'être réaliste quand on n'a pas de vrai problème de poids et de savoir résister aux injonctions d'amaigrissement ?

LES 10 PREMIERS DÉFAUTS DES RÉGIMES TRÈS RESTRICTIFS

1. Ils ne sont pas du tout efficaces.
2. Non seulement ils ne vous font pas maigrir (à moyen terme), mais ils vous font grossir (à moyen et à long terme).
3. À court ou à long terme, ils vous donnent faim.
4. Ils vous font perdre du muscle. Et quand vous reprenez du poids, vous ne reprenez pas tout le muscle perdu !
5. Ils abaissent votre métabolisme de base.
6. Ils perturbent votre contrôle de la satiété.
7. Ils augmentent vos risques de devenir obèse.
8. Ils vous désocialisent : ils vous isolent des autres.
9. Ils hachent menu votre confiance en vous.
10. Ils peuvent coûter cher voire très cher (par le téléshopping, Internet, les divers instituts, la chirurgie…).

LES 10 DÉFAUTS SUIVANTS DE TOUS LES RÉGIMES

1. Ils nient la complexité de l'acte de manger : pour eux, tout est très simple.
2. Ils ne tiennent pas compte de la physiologie humaine.
3. Ils ne vous reconnaissent aucune individualité. Vous devez être comme tout le monde (c'est qui, tout le monde ?).
4. Ils clonent les pratiques alimentaires en les formatant. Tout le monde doit manger pareil, donc maigrir pareil et à la même vitesse.
5. Ils divisent le monde entre les gentils et les méchants aliments.
6. Ils divisent le monde entre les gentils qui font un régime et les méchants qui refusent d'en faire un.
7. Ils opposent les minces aux gros.
8. Ils valorisent les uns pour mieux culpabiliser les autres.
9. Ils sapent toute rationalité et fonctionnent comme une secte.
10. Ils vous perdre votre bon sens.

Je suis enceinte depuis quelques mois seulement. J'avais déjà quelques kilos à perdre. Qu'est-ce que je fais ? Un régime pendant ma grossesse ? Ou j'attends d'accoucher et je fais un régime après ?

Ne faites surtout pas de régime pendant votre grossesse.

Une femme qui suit un régime, soit autour de la conception, soit pendant sa grossesse, augmente les risques d'obésité ou de diabète de type 2 pour toute la vie de son enfant ! Car, des études l'ont prouvé, des altérations d'ordre nutritionnel qui se sont produites à ces périodes-là transforment l'expression génétique qui contrôle les apports alimentaires et les niveaux de la glycémie dans le sang. On parle alors de modifications épigénétiques : il n'y a pas eu de mutation génétique, mais une adaptation à un milieu éventuellement hostile. L'être humain est de nature opportuniste : il possède une capacité d'adaptation indéniable à un univers parfois contraignant.

Vous êtes ce que votre mère mange ou a mangé. Votre enfant sera ce que vous mangez ou avez mangé, ne l'oubliez pas.

Regardons de plus près ces histoires de kilos pendant la grossesse.

La grossesse génère chez une femme une prise de poids normale (jusqu'à 10-15 kg) , qui permet le développement optimal de l'enfant à naître. Avec la croissance du fœtus et du placenta, le liquide amniotique, le déploiement de l'utérus et des glandes mammaires, l'expansion sanguine de la mère..., tout cela représente 7,5 kilos environ. S'y ajoute l'augmentation des liquides extracellulaires, des réserves de graisse – destinées à stocker l'énergie indispensable au bon déroulement de la grossesse – et des stocks de protéines de la mère, ce qui explique que la prise de poids varie d'une femme à une autre.

Le fœtus se développe surtout lors du troisième trimestre, et les cellules adipeuses de la mère avant tout entre la 10e et la 25e semaine de grossesse. 1 kilo de gras correspond à la mise en réserve de 8 000 kcal. Le coût énergétique théorique total d'une grossesse est situé autour de 72 000 kcal, soit 255 kcal par jour.

En réduisant spontanément son activité physique, une femme enceinte économise la moitié du coût de la grossesse : cela explique la différence entre le coût théorique total et les apports énergétiques réels, qui tournent plutôt autour de 34 000 kcal en moyenne pour les neuf mois. Car une future mère adapte ses dépenses et ses apports selon des critères biologiques et comportementaux :

• **si elle est maigre**, une femme économise en ralentissant son métabolisme de base et en allant jusqu'à diminuer sensiblement son activité physique ;

• **si elle est déjà forte voire très forte**, une femme augmente son métabolisme de base dès le premier trimestre, d'autant plus que ses apports alimentaires sont excessifs, pour limiter la prise de poids dont l'excès risque d'être néfaste.

Un phénomène d'adaptation se met donc en place selon l'état de vos réserves énergétiques. Toutefois, cette capacité a ses limites ; toute prise de poids excessive est associée à une augmentation du risque de macrosomie fœtale – un bébé de plus de 4 kilos –, et d'autant plus si la future mère a déjà un problème de poids. Cela peut conduire à une obésité future. Mais cela, vous le savez déjà, et il y a longtemps qu'on ne dit plus à une femme enceinte qu'il faut manger comme deux...

Alors, que faire ? Si vous avez des kilos en trop, il faut donc essayer de régler le problème avant d'être enceinte. Et n'attendez pas l'accouchement pour vous y mettre. Car une grossesse ne s'improvise pas, elle se prépare.

Je suis enceinte. Est-ce que je peux prendre des édulcorants ?

Bien qu'ils soient toujours autorisés pour les femmes enceintes, je ne vous le conseille pas. Un nutritionniste tel que Laurent Chevallier bataille depuis des années pour l'interdiction pure et simple des édulcorants, et en particulier de l'aspartame, pendant la grossesse, se fondant notamment sur une étude danoise récente. En effet, selon cette dernière, il existe une relation entre la consommation de boissons sucrées aux édulcorants et le risque d'accouchement prématuré. Cette étude a porté sur soixante mille femmes, ce qui est très important.

INFO

PENDANT LA GROSSESSE

Les femmes qui présentent le plus de risques, pour elle et pour l'enfant à venir, sont :

✔ les adolescentes,

✔ les femmes qui font leur premier enfant après trente-cinq ans,

✔ celles qui ont pris beaucoup de poids lors de leurs précédentes grossesses,

✔ celles qui sont obèses,

✔ celles qui sont obsédées par les régimes,

✔ les végétariennes et les végétaliennes,

✔ celles qui suivent un traitement médicamenteux,

✔ celles qui présentent ou ont présenté des troubles graves du comportement alimentaire, du type anorexie ou boulimie,

✔ celles qui fument, qui boivent ou qui se droguent.

2

Attention : votre cerveau, votre intestin et vos réserves de gras sont plus intelligents que vous ne le pensiez

En ratant, les régimes présentent au moins un avantage : ils vous font prendre du recul, qui permet de comprendre comment fonctionne cette machine sophistiquée qu'est votre organisme.

En vous, tout est connecté : les papilles dans la bouche, le système digestif, la flore intestinale, la cellule adipeuse, les hormones, le cerveau... Pas moyen d'y échapper. Si vous mangez trop ou pas assez, tout le monde est au courant !

À quoi sert toute cette graisse qui nous enrobe et nous empoisonne la vie ?

Elle nous sert juste à nous maintenir en vie... Plutôt que de vous en faire une ennemie, essayons de comprendre ses mécanismes. Car, en finir avec la graisse, c'est impossible !

Les réserves graisseuses sont là pour assurer la survie de l'espèce humaine en cas de famine... Même si, dans nos contrées occidentales, cela n'est plus vraiment d'actualité. C'est tout le contraire : la lutte contre le gras est engagée. Désormais, on le chasse par des régimes de plus en plus restrictifs.

› Parole de médecin

« **À tous les gros**, à toutes les grosses, aux bancals, aux bas du cul, aux trop maigres, aux trop petits, à mes frères, à mes semblables, je dédie cette ode à la diversité du corps qui, seule, peut nous permettre d'atteindre à une certaine joie de vivre en nous préservant de l'ennui mortel que ne manquerait de nous inoculer le totalitarisme tranquille du beau formaté. »

Olivier Bardolle, *Éloge de la graisse*, dédicace, Paris, Jean-Claude Gawsewitch Éditeur, 2006.

Pourquoi ne peut-on pas tout contrôler ?

Parce que le cerveau, qui a longtemps été considéré comme le garant de l'équilibre énergétique, n'est pas le seul organe en jeu. Explication détaillée en quatre étapes.

- **Étape numéro 1 : le cerveau est prêt.**

Votre système nerveux central – l'hypothalamus en est l'acteur incontournable – est tenu au courant, en permanence, minute après minute, de l'état de vos réserves énergétiques – c'est-à-dire de l'énergie stockée sous la forme de triglycérides dans vos cellules adipeuses.

Comment ? Parce qu'un dialogue s'instaure entre le chef d'orchestre – le système nerveux – et les organes périphériques. Votre cerveau ne peut donc être séparé du reste de votre organisme.

• **Étape numéro 2 : la bouche accueille l'aliment.**

Votre bouche est pourvue de capteurs : ces derniers, en temps réel, analysent l'aliment que vous enfournez – pardon, que vous lui présentez – et envoient au cerveau l'ensemble de ses caractéristiques, en quelque sorte sa carte d'identité. Alors, votre cerveau se met à ajuster les apports énergétiques que vous lui proposez aux besoins réels de votre organisme. Extraordinaire, non ? Et c'est précisément cette finesse d'ajustement qui se trouve altérée quand vous répétez des régimes restrictifs ou grotesques. Telles des brutes épaisses, ces régimes reposent sur un seul et unique paradigme général : tous les moyens sont bons pour perdre du poids ! Eh bien, non.

La merveilleuse complexité de la physiologie humaine nous rappelle sans cesse que la primauté est à l'équilibre et surtout pas au déséquilibre nutritionnel, qu'il soit imposé ou volontaire. Mais reprenons les étapes.

INFO

DES CHIFFRES INQUIÉTANTS

Tout le monde veut maigrir. En France, dans ce pays qui est à la fois celui de la bonne chère et de la mode, presque tout le monde veut maigrir. Même ceux et celles qui n'en ont pas besoin...

Aujourd'hui, plus de 30 % des femmes dont le poids est normal et 15 % de celles qui sont vraiment minces ont suivi un régime. Des chiffres inquiétants, non ?

• **Étape numéro 3 : le tube digestif est mis au courant.**

Si des récepteurs du goût sont présents dans la bouche, il en existe également dans les cellules de l'intestin. Lors de l'ingestion de nourriture, leur stimulation active la sécrétion d'hormones et de neuromédiateurs, qui génèrent des signaux ; ces derniers sont repris par les cellules nerveuses du système parasympathique et aboutissent au cerveau.

Dès l'arrivée du bol alimentaire dans la bouche, votre cerveau communique donc avec votre système digestif ! Ainsi, depuis peu, on considère le tube digestif comme notre deuxième cerveau, car il est très riche en cellules nerveuses.

• **Étape numéro 4 : la flore intestinale se transforme.**

La flore intestinale, appelée microbiote, nous réserve également de nombreuses surprises. 1 gramme de contenu du colon contient 100 milliards de bactéries, réparties en quelque 500 espèces différentes ; dans 1 gramme de matières fécales, les bactéries représentent la moitié du poids environ. Fruits d'une longue coévolution, les bactéries et l'hôte qui les accueille vivent en parfaite harmonie : on peut parler d'un système mutualiste.

Quand on prend du poids, les bactéries intestinales se modifient et, pour la plupart, deviennent des « firmicutes » : très économes, ces espèces bactériennes extraient plus d'énergie dans l'alimentation qui leur est présentée. Ainsi, en devenant gros, on transforme sa flore intestinale, et on grossit plus facilement car on dépense moins ! On rentre dans un système d'épargne. Certains patients m'ont même dit : « Je n'ai qu'à ouvrir la bouche, je prends du poids ! » Pour caricaturale quelle puisse être, cette phrase contient une part de vérité.

La sécrétion de certaines hormones est également modulée par cette flore. L'obésité humaine semble donc associée à une moins grande diversité de la flore intestinale et à des modifications des espèces bactériennes qui colonisent l'intestin. On perçoit là l'étendue de la recherche médicamenteuse et agroalimentaire.

On m'a dit qu'il ne fallait pas maigrir trop vite. Pourquoi ?

Maigrir est un processus contre-nature.

Si vous tentez de perdre trop vite du poids par des régimes de restriction ou de dissociation alimentaire, qui reposent sur des principes erronés et totalement inefficaces, votre cerveau va se rebeller pour sauvegarder votre santé. Il vous lance un message : Je sais mieux que toi ce qui est bon pour toi ! Car votre cerveau a de la mémoire : il sait que vous êtes le descendant – même lointain... – de générations d'êtres humains qui ont dû résister à des périodes de famine. Malgré et contre vous, il vous protège, car il pense à la survie de l'espèce...

Quand, à plus ou moins long terme, vous reprenez tout le poids que vous avez perdu – et même plus – en suivant un régime, cela traduit la mise en échec de votre système de régulation du poids. Vos systèmes de contre-régulation seront d'autant plus altérés si :

• vous suivez des régimes à répétition et subissez à chaque fois l'effet yo-yo – vous savez, ça monte et ça descend... ;

• si vous prenez des médicaments dont l'un des effets secondaires est de stimuler l'appétit ;

• si vous êtes issu d'une famille qui souffre déjà de surpoids ou d'obésité.

Ce qui semble provoquer avant tout cette (re)prise de poids progressive et ce qui modifie l'élasticité de vos systèmes de régulation pondérale, c'est de suivre un régime basses calories, pauvre en sucres, donc plus riche en graisses.

Nous l'avons vu : dès que vous suivez un régime hypoglucidique, aussitôt vous augmentez votre part lipidique dans votre ration journalière. C'est le principe des vases communicants.

Est-ce qu'on peut définir pour soi-même un « poids idéal » ?

Non, surtout pas !

Le « poids idéal » me paraît être une notion dangereuse, car c'est la porte ouverte à toutes les dérives normatives. Vous l'aurez compris : À bas les normes !

Pour le poids comme pour toutes choses, je ne veux pas tomber dans cette tendance qui consiste à séparer les normaux des anormaux. Cela peut vous paraître paradoxal qu'un médecin puisse dire : une personne obèse peut être parfaitement normale et être une personne active et en bonne santé – on a parlé de *healthy obesity*. Par contre, une personne non obèse peut voir sa santé dégradée par une sédentarité progressive et disposer alors d'une masse adipeuse de plus en plus importante.

Je ne veux pas infliger le diktat « indice de masse corporelle » au monde entier ! J'ai frémi quand le Dr Pierre Dukan a prétendu faire rentrer toute la population française, les adultes comme les enfants, dans un poids idéal théorique – son « juste poids », dérivé du « juste prix® »... —, qui est parfaitement arbitraire.

De nombreuses études ont révélé une augmentation des morts subites et cancéreuses chez des personnes dont l'indice de masse corporelle était trop bas ou à la limite de la valeur basse. Trop est toujours l'ennemi du bien.

En premier lieu, un médecin ne doit pas nuire à son patient. Si certains d'entre nous peuvent avoir à maigrir, par contre il peut s'avérer dangereux de vouloir maigrir coûte que coûte si on n'en a pas vraiment besoin.

Votre « poids idéal » n'existe pas. Visez plutôt votre « poids de forme » : il est celui où vous vous sentez bien, sans frustrations ; il est celui que vous avez réussi à tenir le plus longtemps dans votre vie, sans faire de régime et sans fumer.

INFO

L'IMC

L'indice de masse corporelle est calculé en divisant le poids (en kg) par la taille (en cm) au carré, soit P/T^2.

✔ IMC inférieur à 16,5 : état de dénutrition.

✔ IMC compris entre 16,5 et 18,5 : maigreur.

✔ IMC compris entre 18,5 et 25 : corpulence normale.

✔ IMC compris entre 25 et 30 : surpoids.

✔ IMC compris entre 30 et 35 : obésité modérée.

✔ IMC compris entre 35 et 40 : obésité sévère.

✔ IMC supérieur à 40 : obésité morbide, ou massive.

On a calculé mon indice de masse corporelle (IMC) : il est de 25. On m'a dit que c'était limite. Qu'est-ce que ça veut dire ?

Ne vous focalisez pas là-dessus.

L'indice de masse corporelle « idéal » est situé entre 20 et 24,9 pour la population occidentale. Au-delà et en deçà de cette fourchette, l'IMC est un puissant marqueur de risque de mortalité accrue, toutes causes confondues. Mais d'autres critères rentrent en ligne de compte pour établir qu'un excès de poids relève du champ médical.

Dans notre société occidentale, il existe un véritable terrorisme à vouloir formater tout le monde à partir de ce seul indice et à faire rentrer les gens dans des moules. Rappelons que ce comportement obsolète prend racine dans l'habitude des compagnies d'assurance et des banques de vouloir surtaxer leurs clients en bonne santé mais en surpoids (voir l'encadré).

Se fondant sur de nombreuses études, des chercheurs ont comparé les IMC de sept populations différentes, à âge et à pourcentage de masse grasse identiques. La référence pour établir la norme de l'IMC a été, à l'origine, établie à partir du groupe des Caucasiens, réunissant les Nord-Américains, les Européens et les Australiens ; pour une même masse grasse, les Polynésiens et les Afro-Américains ont un IMC supérieur aux valeurs dites normales ; par contre, les populations chinoise, thaïe, indonésienne et éthiopienne ont un IMC inférieur au groupe de référence. Cela renforce l'idée selon laquelle on ne peut formater le monde entier en créant une valeur dite « universelle ».

Seuls des amaigrisseurs rétrogrades peuvent penser le contraire : éloignez-vous d'eux. Car la mesure de l'IMC crée une pression insurmontable sur certaines personnes, d'autant que des médecins jouent de cet indice pour mettre en avant leur méthode, leur régime restrictif, sans s'occuper le moins du monde de l'individu qu'ils ont en face d'eux.

L'IMC est un indicateur personnel très mauvais, car il ne suffit pas pour estimer l'importance de la masse grasse intraviscérale – au niveau du ventre. On en arrive même à considérer comme obèses des personnes qui ne le sont pas : 25 % des joueurs du XV de France répondent aux critères du surpoids et de l'obésité. Ce n'est pas une raison pour les faire maigrir !

DES MESURES

- **L'IMC ne rend pas compte de la masse musculaire ni de la masse osseuse. Cette mesure ne peut être utilisée pour les enfants, pour les sportifs – les muscles pèsent plus lourd que la graisse… –, pour les femmes enceintes ou qui allaitent, etc.**
- **La DXA, ou DEXA, ou absorptiométrie biphotonique à rayons X, est une méthode d'imagerie médicale qui calcule simultanément la masse grasse, la masse musculaire et la densité osseuse.**
- **Un autre moyen serait de mesurer le taux de leptine : parfois appelée « hormone de la faim », elle régule les réserves de graisse de l'organisme ; pour cela, elle contrôle l'appétit et la satiété.**

INFO

COMMENT EST NÉ L'IMC

Dès la fin du XIXe siècle, des compagnies d'assurance telles que la Metropolitan Life Insurance Company élaborèrent des outils pour évaluer les risques médicaux que présentaient certaines personnes et qui pouvaient exposer à des dépenses accrues. Le concept de l'indice de masse corporelle (IMC) est donc à l'origine purement assurantiel.

Les assurances et les banques l'utilisent pour traquer leurs clients soi-disant à risques et leur proposer des taux d'intérêt plus élevés.

Longtemps, l'obésité est restée un problème mineur à côté de l'hypertension artérielle, dont le traitement médicamenteux génère un chiffre d'affaires beaucoup plus important. L'explosion de l'obésité dans le monde l'a remise en avant. Du coup, elle a redonné un coup de jeune à l'IMC.

› Parole de médecin

« **Je ne me lasserai jamais de le dire** à chacun de mes patients : vous êtes unique, vous êtes particulier, irremplaçable et pas interchangeable !
Le clonage du poids est une hérésie. Il s'appuie sur les normes en cours – l'indice de masse corporelle –, qui ont été déviées de leur fonction première. Et le danger est là : un amaigrisseur peut partir de ce constat pour arriver à sa propre conclusion, qui n'a aucune réalité scientifique ! »

Pour perdre du poids, n'y a-t-il que le sport de vraiment efficace ? Je n'ai pas le temps et je n'aime pas beaucoup ça...

Laissez-moi tout d'abord vous expliquer la notion de dépense énergétique.

Chacun dépense un certain nombre de calories par jour, qui lui permettent de faire fonctionner son organisme ; cette perte énergétique est compensée uniquement par les apports alimentaires. Pour faire simple, il faut manger pour vivre ! Ça, vous le saviez.

La notion de dépense énergétique permet de déterminer les besoins d'une personne à un instant donné. Elle sera utile pour préciser les besoins réadaptés à la suite d'une perte de poids. Cette dépense énergétique varie d'une journée à une autre, et cela est tout à fait normal : vous pouvez avoir une balance énergétique positive pendant quelques jours, parce que vous avez accru vos apports alimentaires, mais si ces derniers sont ensuite compensés par une balance énergétique négative, votre poids restera constant. Mais si, pendant quelques jours, il n'y a aucune compensation, votre poids va augmenter peu à peu, d'une manière insidieuse, et vous allez commencer à stocker du gras dans vos cellules adipeuses. Car, vous le savez aussi, la mise en réserve de l'énergie se fait sous la forme de graisse.

Sur 24 heures, votre dépense énergétique prend en compte trois choses :

- **votre métabolisme de repos**, c'est-à-dire le nombre de calories dont votre organisme a besoin pour fonctionner, au minimum, au repos, en particulier pour assurer la survie des organes, pour réguler la température de votre corps : ça, vous n'y pouvez rien ;

- **la thermogenèse**, c'est-à-dire la production de chaleur par votre organisme ; elle est liée à la prise d'aliments ou à d'autres facteurs extérieurs tels que le tabac, le café, le stress ou le froid : ça, vous pouvez jouer un peu là-dessus ;

- **la dépense provoquée par une activité physique**, qui varie selon son type : là, vous pouvez intervenir !

Le facteur sur lequel vous pouvez véritablement agir est le dernier. Et même s'il existe une inégalité génétique, qui peut plus ou moins influencer nos postes de dépenses – ça, vous n'y pouvez rien.

Bonne nouvelle : si vous êtes allergique au sport, sachez que « bouger », au sens médical du terme, n'est pas un synonyme strict de sport.

Vous pouvez marcher et être actif. Vous pouvez décider de garder tous les jours 15 minutes rien que pour vous, pour bouger. Vous pouvez monter et descendre très vite les escaliers. Vous pouvez faire le ménage activement, ou vous servir des ustensiles quotidiens pour faire de l'exercice – une poêle ou une bouteille d'eau devient haltère, un lessivage une séance de gym... Vous pouvez aussi faire du sport le dimanche et rester très sédentaire le reste de la semaine.

Que faut-il mieux être, à votre avis ? Un sportif du dimanche ou un marcheur invétéré ?

› Parole de médecin

« **Il peut s'avérer très dangereux** de faire maigrir quelqu'un à tout prix. Vous ne savez jamais comment la personne va réagir, car vous ne connaissez pas toutes les raisons qui l'ont conduite à prendre du poids. Et la traiter comme un délinquant nutritionnel sous le prétexte qu'elle ne répond pas aux normes est proprement criminel ! »

J'ai suivi un régime et j'ai beaucoup perdu de poids au début. Depuis huit mois, je ne perds plus un gramme ! Pourquoi ?

C'est normal.

La perte de poids varie beaucoup selon votre histoire et selon le délai que vous vous êtes fixé. Ainsi, il est très courant de perdre rapidement pendant les six premiers mois, par exemple si vous suivez un régime pour la première fois. Puis un ralentissement se fait sentir dès que l'écart entre vos apports et vos dépenses énergétiques s'amenuise avec le temps.

Vous êtes parvenu à une phase de plateau : votre poids semble se stabiliser à un niveau plus bas. En ce moment, votre balance énergétique est neutre, car vos apports alimentaires correspondent à ce que vous dépensez. Avec votre nouveau poids, vous êtes donc entré dans une période isocalorique – un même nombre de calories en apports et en dépenses.

Très souvent, à cette phase de plateau succède une phase de reprise de poids, qui s'avère plus ou moins sournoise : au début, elle n'est pas nécessairement rapide, mais elle se montre insidieuse, s'installe et risque de faire paniquer un grand nombre de personnes si elles ne sont pas aguerries...

› Parole de médecin

« **À la sempiternelle question :** "Combien de kilos vais-je perdre si je fais ça ?", j'oppose une sempiternelle réponse : "Je n'en sais rien !"
Dans notre société où on parle souvent pour ne rien dire, on n'aime pas beaucoup qu'un médecin ose dire... qu'il ne sait pas. Et, pourtant, un peu de modestie s'impose face à la complexité physiologique déployée par les corps qui, pendant des années, ont été maltraités à coup de régimes, de périodes de compensation alimentaire et autres effets yo-yo. »

Pour maigrir, en réalité, il faut manger moins de graisses, c'est ça ?

Ce n'est pas véritablement ça.

Je ne peux pas, comme tous les amaigrisseurs le font, vous conseiller de privilégier un nutriment plutôt qu'un autre ! Vous dire de manger plus de glucides, plus de lipides ou plus de protéines – ou l'inverse... Non, car là n'est pas le problème.

Examinons tout d'abord la question lipides. Ces « horribles » acides gras, en particulier les acides gras saturés, sont accusés d'être les premiers responsables de la prise de poids voire de l'obésité. Tout se passe comme si la répartition des graisses consommées pendant les repas était perturbée.

Si vous mangez d'une manière exagérée des aliments riches en lipides, vous allez augmenter votre stock adipeux. Tandis que certaines personnes possèdent une grande capacité à oxyder rapidement les lipides, c'est le contraire pour d'autres. La vie n'est pas juste : actuellement, dans nos sociétés d'abondance, ce sont les épargneurs qui sont pénalisés, ceux qui mettent de côté des réserves de graisse... Quant aux gaspilleurs, ceux qui dépensent leur énergie, ils s'en sortent mieux, car ils peuvent ainsi contrôler leur poids. La capacité de stockage des lipides est presque illimitée. Cela peut, bien entendu, favoriser une prise de poids si vous en surconsommez d'une manière passive.

Mais tout dépend également du type d'acides gras. Les acides gras saturés – présents dans la viande ou le beurre, par exemple – calent moins que d'autres ; dans le temps, leur action est moins grande sur la satiété. En revanche, les acides gras polyinsaturés de type oméga-6 – présents dans l'huile de tournesol, par exemple – exerceraient un effet stimulant sur l'adipogenèse – le stockage des lipides par les adipocytes.

Si vous réduisez les lipides dans votre alimentation et si vous l'enrichissez en glucides à volonté, vous perdrez du poids. D'une manière modeste, mais nette : de l'ordre de 3 kilos en six mois si vous avez réduit de 10 % vos apports en lipides. C'est ce qu'ont montré diverses études. Mais là où les choses se compliquent, c'est que d'autre études n'ont pas révélé le lien qui existerait entre les graisses et la prise de poids. Et d'autres études encore évoquent même l'inégalité du patrimoine génétique, qui expliquerait une réponse plus ou moins favorable aux interventions diététiques. Nous sommes vraiment tous différents. Conclusion : restez prudent !

INFO

COMMENT ON PERD SES MUSCLES

✔ La perte de masse adipeuse n'a presque jamais lieu au début de votre amaigrissement.

✔ Attention : les amaigrisseurs vous font croire le contraire !

✔ En réalité, vous perdez tout d'abord de la masse maigre - des muscles et de l'eau - avant de toucher tardivement à votre masse grasse. C'est pour cela qu'il ne faut pas maigrir vite, violemment. Votre masse grasse n'est pas la réserve énergétique que vous mobilisez tout de suite pour pallier l'effet de la restriction.

› Parole de médecin

« Alors, les lipides sont-ils coupables ou non coupables ? Je n'ai pas de réponse ferme à vous donner. Je dis toujours que les extrémismes sont dangereux et, qu'en nutrition, il est interdit d'interdire. J'ajoute que l'obésité ne cesse de croître, alors que les aliments sont moins riches en lipides. Et je cite l'expérience américaine, qui a mis en place des campagnes de sensibilisation baptisées « No fat ». Résultat : tandis que la proportion de lipides est passée de 40 à 30 % dans la rationjournalière, la prévalence de l'obésité, en particulier chez les enfants, poursuit sa croissance redoutable. »

CONSEILS LIPIDES

- **Plus un acide gras est saturé, moins il est facilement oxydé, ou « brûlé ».**
- **Réduisez donc votre consommation d'aliments riches en acides gras saturés, par exemple la viande et la charcuterie, et les aliments riches en huile de palme (souvent masquée derrière le vocable « matières grasses végétales »).**
- **Privilégiez les aliments contenant des acides gras polyinsaturés de type oméga-3 et oméga-6, par exemple le poisson et les huiles végétales.**
- **Mais n'en abusez pas pour autant !**

Pour maigrir, en réalité, il faut manger moins de glucides, c'est ça ?

J'ai toujours la même réponse ! Voyez un peu plus haut... Les diverses campagnes de stigmatisation des graisses, que ce soit en France ou aux États-Unis, par exemple, ont abouti à un effet pernicieux : les personnes voulant maigrir se sont alors rabattues sur les produits dits allégés. Mais ces produits, s'ils sont allégés en graisses, ne le sont pas du tout en sucres !

Quant au marché des boissons sucrées, il se porte à merveille, merci. Les industriels de l'agroalimentaire vendent avant tout de l'eau, avec un peu de gaz, un peu de colorant et beaucoup de sucres. Ce type de produit est peu coûteux à fabriquer et il a grandement modifié – je devrais dire altérer – notre comportement alimentaire. Les glucides contribuent à la charge calorique excessive d'un grand nombre de buveurs et de mangeurs, donc à l'augmentation potentielle de leur poids. Consommer une boisson sucrée se fait d'une façon passive et n'induit pas les mêmes effets sur la satiété qu'un aliment glucidique solide : boire un jus de pommes, ce n'est pas pareil que manger une pomme, qui contient des fibres, qui est plus longue à digérer.

Et si l'indice glycémique est souvent évoqué, car il représente la pierre angulaire de certains régimes à succès, son rôle dans la régulation énergétique reste toutefois controversé.

› Parole de médecin

« **On ne mange pas de l'indice glycémique,** pas plus que des nutriments, mais des aliments complexes. Je le rappelle souvent à certains de mes patients qui me parlent d'indice glycémique bas ou élevé, et qui ont vu dans les magazines des listes d'aliments à privilégier ou à fuir... C'est l'interaction entre les divers aliments qui prévaut dans l'équilibre nutritionnel. »

CONSEILS GLUCIDES

- **Faites très attention aux boissons sucrées, qui augmentent vite votre ration calorique.**
- **Leur consommation est passive, donc trop souvent excessive.**
- **Dites-vous qu'un jus de pomme n'égale pas une pomme.**
- **Privilégiez les glucides contenus dans les céréales, les féculents, les légumineuses, le lait...**
- **Privilégiez les aliments riches en fibres, qui rassasient, régulent le transit intestinal et possèdent un effet positif sur l'équilibre de votre poids.**

Pour maigrir, en réalité, il faut manger plus de protéines, c'est ça ?

Et de trois ! Nous aurons vu les trois macronutriments et les idées, reçues ou fausses, qui s'accrochent à eux.

Si on se réfère aux recommandations du Plan national Nutrition Santé (PNNS), votre repas doit comporter 20 % de protéines : cela permet de conserver une texture agréable aux aliments et d'obtenir une satiété correcte.

Qu'est-ce que la satiété ? C'est l'absence de faim jusqu'au repas suivant. Un repas riche en protéines (acides aminés) génère la synthèse de glucose par l'intestin et le foie : on parle de néoglucogenèse intestinale et hépatique. Le glucose a un effet coupe-faim pendant cinq à six heures : cela explique la perte de poids provoquée par les régimes hyperprotéinés. Mais attention : les expériences qui relatent cela ont été menées sur des souris, qui ont reçu jusqu'à trois fois la quantité normale de protéines – on flirte alors avec les 50 % de la ration calorique totale ! Un être humain qui suivrait ces principes perdrait tout plaisir alimentaire et ne pourrait pas maintenir ce taux.

En règle générale, on considère que les protéines rassasient plus que les glucides et les lipides, mais cet effet de satiété ne s'exprime sans doute pas d'une façon égale selon le type de protéines. Car l'environnement de ce nutriment joue un rôle important : qu'il s'agisse du contenu en fibres, de la taille des particules broyées pendant la mastication, de la technologie employée lors de la fabrication de produits alimentaires manufacturés...

Quand, dans un repas, la part de protéines est supérieure à celle des glucides, cela contribue à retarder la survenue du léger infléchissement de la glycémie, qui est à l'origine de la sensation de faim.

CONSEILS PROTÉINES

- Consacrez 20 % de votre ration journalière à des aliments riches en protéines.
- Inutile d'en consommer davantage.
- Variez les sources de protéines, animales ou végétales.
- Mêlez les sources de protéines entre elles - des céréales, des légumineuses...
- Et n'en faites pas une obsession !

Est-ce vrai qu'il est plus difficile de maigrir quand on est plus âgé ?

Oui, c'est vrai. Pourquoi ? Parce que le vieillissement a des conséquences sur l'abaissement de votre métabolisme de base. En vieillissant, vous brûlez moins de calories pour faire fonctionner votre organisme : il se met de plus en plus au ralenti... À partir de l'âge de trente-cinq ans – ce qui n'est pourtant pas un âge canonique ! –, vous réduisez votre métabolisme de base de 40 kcal environ tous les dix ans.

Quelle réponse apporter à cela ? À votre avis ? Mais oui, toujours la même chose : l'activité physique.

INFO

INFO STOCKS

✔ 1 gramme de lipide stocke 9 kcal : c'est la densité énergétique la plus élevée de tous les nutriments, c'est la manière la plus efficace de faire des réserves. Ainsi, dans la nature, les graines stockent sous la forme de graisses, car elles ne disposent que d'un faible volume : cela leur permet d'emmagasiner le plus possible d'énergie dans l'espace le plus réduit.

✔ 1 gramme de glucide stocke 4 kcal.

✔ 1 gramme de protéine stocke 4 kcal.

J'ai cinquante ans. La ménopause approche et j'ai peur de prendre des kilos. Que va-t-il se passer ?

Essayons de rester calme...

Souvent, une femme ménopausée a tendance à rendre responsable son traitement hormonal de ses kilos en trop. Mais, à cette période de sa vie, la tendance spontanée est la prise de poids, c'est vrai, surtout en ce moment crucial que représente la périménopause, qui annonce la ménopause proprement dite. En moyenne, la prise de poids peut aller de 2,5 à 4,5 kilos. Elle sera d'autant plus importante que votre poids initial est élevé. Les causes ? Elles varient selon les femmes et leur mode de vie :

- la baisse du métabolisme de base, qui est liée à l'âge ;
- la diminution de l'activité physique ;
- les perturbations psychologiques, qui sont inhérentes à cette tranche d'âge, accompagnées de la peur de vieillir et de tomber malade ;
- les problèmes de couple ;
- le départ des enfants ;
- la crainte du chômage, l'approche de la retraite...

INFO

TOUR DE TAILLE

En quinze ans, entre 1997 et 2012, le tour de taille abdominale (c'est-à-dire la circonférence abdomonale) des Français a augmenté de 5,3 cm.

C'est ce que constate ObÉpi, l'enquête nationale sur l'obésité et le surpoids, en 2012.

Quand on réalise des examens de composition corporelle – par exemple l'impédancemétrie bioélectrique, ou la DXA, l'absorptiométrie biphotonique – on observe chez une femme des modifications de la répartition de sa masse grasse, et cela même si elle n'a pas pris de poids. En effet, avec l'âge, la graisse a tendance à augmenter et à se localiser dans la région abdominale – ce qui est un facteur supplémentaire de risque cardiovasculaire –, tandis que la masse maigre, de son côté, c'est-à-dire les muscles, tend à diminuer. Ce qui réduit d'autant le métabolisme énergétique !

Un conseil ?

Bougez et équilibrez vos repas ; il semblerait qu'une alimentation riche en protéines protégerait de l'augmentation de la masse grasse. Et si votre médecin vous prescrit un traitement hormonal substitutif, ne l'arrêtez pas d'une manière précoce sous prétexte qu'il vous fait grossir. Parlez-en avec lui.

Mon mari et moi, nous ne prenons pas du poids aux mêmes endroits… J'imagine que c'est normal ?… Mais c'est pas juste !

Oui, le plus souvent, les hommes et les femmes ne grossissent pas – donc ne maigrissent pas – de la même façon.

On distingue plusieurs types de tissu adipeux selon leur localisation dans votre corps :

- **le tissu adipeux sous-cutané**, c'est-à-dire placé sous la peau – ce sont les célèbres poignées d'amour, par exemple ;
- **le tissu adipeux intraviscéral**, placé entre les viscères, dans la région abdominale : c'est celui qui vous expose aux complications médicales les plus graves – c'est la bedaine bien connue des hommes, par exemple ;
- **le tissu adipeux glutéo-fémoral**, placé dans les fesses, les cuisses et les hanches, le plus courant chez les femmes – c'est la fameuse culotte de cheval, par exemple.

Chacun d'entre nous stocke donc l'énergie dans les zones de son organisme qui ont été prévues à l'origine pour cela. Mais, parfois, ces dépôts sont débordés : quand nous grossissons beaucoup, il arrive ainsi que nous stockions dans des endroits atypiques – par exemple le foie, le cœur, les muscles... Et parce que ces organes n'ont pas été conçus pour loger du gras, les ennuis de santé commencent.

Mes parents ont des kilos à perdre. Moi aussi. Est-ce qu'il y a une fatalité à être gros ?

Non, même si vous ne partez sans doute avec toutes les chances. Mais il vous reste une marge de manœuvre.

Sachez tout d'abord que la génétique, si génétique il y a dans ce cas, ne peut s'exprimer que si l'environnement lui est favorable. De plus, si vous partez perdant, vous avez toutes les chances d'arriver à l'être : ne pensez jamais qu'il existe une fatalité au surpoids ou à l'obésité.

Ne pensez jamais : puisque tout le monde est en surpoids dans la famille, alors les enfants le seront. Du coup c'est la défaillance du modèle parental qui prévaut, accompagnée de l'anarchie alimentaire la plus totale.

Par exemple, si les deux parents sont obèses, un enfant a un risque statistique de devenir obèse à son tour de l'ordre de 80 %. Mais cela ne veut pas dire qu'il le sera quoi qu'on fasse. Au contraire.

INFO

UNE HISTOIRE DE GÉNÉRATION

Pour expliquer la transformation progressive de notre modèle alimentaire, on évoque l'effet générationnel.

✔ Les personnes âgées de plus de 90 ans ont connu les tickets de rationnement.

✔ Celles qui ont entre 74 et 83 ans ont vu l'arrivée des premiers réfrigérateurs.

✔ Celles qui ont entre 64 et 73 ans ont connu l'arrivée des robots ménagers.

✔ Celles qui ont entre 54 et 63 ans ont vécu la création des hypermarchés.

✔ Celles qui ont entre 44 et 54 ans ont consommé les premiers aliments service – les plats de plus en plus préparés.

✔ Celles qui ont entre 24 et 44 ans ont vu l'arrivée des low cost et des plateaux repas.

✔ Et les 14-23 ans voient le développement de l'alimentation nomade, avec la simplification du modèle traditionnel du repas, décliné en entrée, plat et dessert Vos habitudes alimentaires dépendent donc en partie de votre âge.

3

Les risques que vous courez à vous faire maigrir à tout prix sont nombreux et imprévisibles

Devenir dépendant à la nourriture, ne plus penser qu'à ça, développer des troubles du comportement alimentaire, ne plus savoir ce que la satiété signifie, mal dormir, avoir des problèmes de mémoire, souffrir de carences nutritionnelles, perdre l'estime de soi, déprimer, vous couper du monde, mettre votre santé en jeu, présenter vraiment un surpoids, glisser vers l'obésité... Tels sont les dangers qui vous guettent.

Pour moi, le bonheur, c'est être mince, avoir une jolie silhouette, une allure dynamique, pas avachie... Est-ce quelque chose d'inaccessible ?

Ah, la recherche du bonheur... vaste sujet !

Pour un grand nombre d'entre nous, le bonheur, cet « état de la conscience pleinement satisfaite », se décline en poids idéal et en silhouette parfaite. Chacune et chacun d'entre nous se fixe un objectif de poids idéal, qui lui est propre, et qui ne correspond pas toujours à un objectif réaliste sur le plan physiologique et médical. Cela veut dire que les personnes minces se trouvent souvent trop grosses et celles qui sont obèses ne réalisent pas nécessairement qu'elles sont réellement en surpoids. En ce domaine, pas d'évidence. C'est là où réside toute la difficulté.

Dans notre société moderne, l'idée du bonheur passe donc par la maîtrise de notre poids et par notre toute-puissance supposée à faire réagir notre corps dans le sens que nous lui imposons. Hors de cette perte de poids, point de salut. Ce qui laisse le champ libre à tous les excès et à toutes les balivernes colportées par des médecins qui, depuis trop longtemps, ont oublié de maintenir leurs connaissances nutritionnelles à jour...

Je ne pense plus qu'à maigrir... Je ne pense plus qu'à ça : manger, pas manger... Ça agit comme une drogue ?

Oui, ça peut devenir une véritable dépendance. Si l'alimentation, en elle-même, ne peut être considérée comme une drogue – à l'égal de certains produits tels que l'alcool, le tabac, le cannabis ou certains médicaments –, elle peut toutefois être intégrée dans un processus addictif. Ainsi, certaines personnes détournent l'usage basique de la nourriture – la nourriture, comme son nom l'indique, c'est pour se nourrir... – et tendent vers un comportement alimentaire médicamenteux – la nourriture devient alors une sorte de médicament, une manière de compenser, un (mauvais) moyen de se soigner.

Toute activité peut devenir une dépendance dès que vous organisez votre vie autour d'elle. La recherche constante de plaisir alimentaire en est une. Et ce plaisir peut disparaître, cédant la place à la nécessité absolue d'être toujours rempli. Car, quand on est rempli, on ne pense plus, on envahit tout son espace psychique par la distension de son estomac et par l'émission de peptides intervenant dans la régulation de son appétit...

Vouloir perdre du poids à tout prix, d'une façon totalement irrationnelle, risque d'aboutir à cela. Les régimes que vous vous imposez – ou qu'on vous impose – agissent comme des détonateurs : ils perturbent votre libre arbitre et vous rendent prisonnier de la nourriture. Vous êtes sans cesse en train de chercher les produits licites – ce que vous avez le droit de manger – et de bannir de votre vue les produits illicites – ce que vous n'avez surtout pas le droit de manger, les « mauvais » aliments, les aliments diabolisés...

Vous vous êtes créé des pressions insupportables : tôt ou tard, elles vous amèneront à transgresser les interdits, donc à briser cet équilibre psychique que vous aviez eu tant de mal à établir...

› Parole de médecin

« **Certains de mes patients obèses** me déclarent qu'ils se trouvent juste un peu enrobés... D'autres, au contraire, sont minces – et ce sont le plus souvent des femmes –, mais elles mettent en avant mille raisons pour perdre du poids. Leurs motifs sont en général superflus. Et leur discours est médicalisé à outrance : "Je veux perdre du poids, Docteur, car je risque de développer une maladie cardiaque si je ne maigris pas." C'est à moi de leur démontrer qu'elles ne risquent rien et de les aider à formuler ce qu'elles tentent d'exprimer là. »

Pendant mon régime, j'étais très motivée et j'ai perdu tout le poids que je voulais. Bien sûr, j'ai peur de le reprendre... Je ne suis pas sûre de tenir très longtemps... Je fais même des rêves de tarte aux fraises ! Qu'est-ce que je peux faire ? Et qu'est-ce qui m'attend ?...

Un enfer !

Si vous vous êtes imposé régulièrement des restrictions alimentaires, vous avez altéré votre système de récompense : dans votre cerveau, tout se passe comme si le plaisir et la satisfaction qui sont d'ordinaire rattachés au fait de manger avaient été volontairement réduits. Il vous faut alors multiplier les occasions de manger pour en tirer un sentiment de plénitude. Ça s'exprime aussi dans vos rêves...

Quant tout est déréglé, des troubles du comportement alimentaire apparaissent. Ils sont plus ou moins graves :

• les grignotages : vous mangez un aliment précis sans éprouver de culpabilité ;

• les compulsions : vous mangez n'importe quel aliment mais en éprouvant de la culpabilité ;

• les hyperphagies : vous vous remplissez de nourriture jusqu'à en avoir parfois vraiment mal ;

• en sens inverse, une tendance à l'anorexie.

Dans ce cas, il convient de parler d'une entrée dans une toxicomanie alimentaire. Quand on est victime d'un ou de plusieurs régimes restrictifs, on ne tarde pas à se vivre comme un coupable nutritionnel en puissance : on se cache parfois pour manger, on en a honte, on ne peut plus s'arrêter, on (re)grossit, on a honte de son apparence et de ce qu'elle révèle sur notre prétendue impuissance, etc.

Des troubles d'ordre physiologique peuvent également vous alerter, par exemple :

• de la fatigue ;

• des troubles du sommeil ;

• des difficultés pour mémoriser ;

• une perte de cheveux.

Si vous ne réagissez pas assez vite, si vous ne vous décidez pas assez tôt à demander de l'aide – nutritionnelle, psychologique, sociale... –, vous risquez de perdre votre confiance en vous et de commencer à vous mésestimer. Vous risquez de faire une dépression, surtout si vos troubles du comportement alimentaire ou vos difficultés d'ordre psychologique sont prégnantes : cela signifie que votre organisme aura atteint les limites de la tolérance et qu'il ne pourra plus faire face aux dégâts causés par les régimes restrictifs.

Je n'arrive pas à maigrir. Alors je me sens nulle. Je culpabilise. Je me dis que je n'ai aucune volonté… Comment me sortir de ça ?

Essayez de commencer à penser un tout petit peu autrement…

Tous les régimes restrictifs sont asociaux, donc vous désocialisent : puisqu'il y a des aliments qui vous sont interdits, vous êtes sans cesse sur le qui-vive, vous avez du mal à manger avec votre famille ou vos amis, à partager un repas avec plaisir, vous peinez à vivre ces situations en toute sérénité. Vous commencez à briser le lien qui vous unit aux autres, à rompre le lien social… Et, en plus, vous n'arrivez à rien ! Ce qui renforce davantage ce sentiment très angoissant d'être au ban de la société.

Vous vous dites : « Je suis ce que je fais. Je grossis, donc je suis sans volonté. Je suis nulle. Mais si je maigris, je suis dans le contrôle. Donc je suis performante. » Sortez de ce schéma de pensée réducteur. Car, comme l'affirme une marque célèbre, vous le valez bien…

Moi, j'ajoute : vous valez beaucoup mieux que ça. Ce qu'il vous reste à faire ? Retrouver l'estime de soi, apprendre ou réapprendre à vous aimer et à vous faire respecter.

STOP EN 5 POINTS

1. Évitez les frustrations alimentaires.
2. Ne vous assommez pas d'interdits.
3. Ne vous coupez pas du monde.
4. Ne vous laissez pas sombrer dans la mésestime de vous-même ni dans la dépression.
5. Allez demander de l'aide.

Depuis plusieurs années, j'ai fait différents régimes. Mais je me retrouve toujours au même point et je n'y crois plus… Je sens que mes forces me lâchent. Est-ce que ça arrive aussi aux autres ?

Oui, à tout le monde ! Ne restez pas isolé dans votre détresse.

Je rencontre tous les jours, dans mon cabinet, des personnes qui, comme vous, sortent de nombreuses années d'errance alimentaire et ont accumulé les échecs, les uns après les autres. Tout leur espace psychique se trouve dès lors envahi par une volonté implacable, par une obsession terrible – perdre du poids – au risque de se perdre elles-mêmes en chemin.

Comme elles, vous vous êtes peu à peu dévalorisé, vous n'avez plus qu'une mésestime de vous-même. Si vous vous sentez trop seul dans votre désarroi, n'attendez pas d'aller vraiment mal et allez en parler avant que les choses s'aggravent : la rencontre thérapeutique aura pour but de restaurer votre confiance en vous, de remettre d'aplomb votre narcissisme.

Parole de médecin

« **Lors d'une consultation,** je rencontre une femme qui présente des troubles graves du comportement alimentaire, sans doute consécutifs à des violences subies dans son enfance. En lieu et place de repas, elle a mangé de la crème hydratante pour les mains. Qu'exprime-t-elle là de sa souffrance ? »

Qu'est-ce que je risque à répéter les régimes ?

Pendant les phases répétées de régimes amaigrissants, tout se passe comme si votre organisme subissait peu à peu un « désajustement » calorique.

En temps normal, le système de régulation de la composition de votre corps est très performant. Ainsi, dès que vous devez faire un effort important, par exemple, dès que vous êtes confronté à de plus grandes dépenses d'énergie, l'hypothalamus vous donne des consignes pour manger plus. Par ailleurs, au cours de votre existence, le niveau de votre masse grasse – qui reflète donc l'état de vos réserves énergétiques – s'élève sous l'influence du vieillissement ainsi que de mécanismes hormonaux – ainsi lors de la ménopause.

Votre poids d'équilibre n'est donc jamais constant et progresse au fil du temps. Vous avez compris ce que je veux dire... C'est qu'il est tout de même illusoire, si vous avez par exemple soixante ans, de vouloir retrouver le poids de vos vingt ans. S'il est vrai que vous avez bien, selon l'expression consacrée, l'âge de vos artères, j'ajouterais volontiers que vous avez aussi la masse grasse de votre âge... Je sais, ce n'est pas très agréable à entendre, mais ce n'est pas si grave, et cela ne signifie pas pour autant que vous êtes condamné à être gros. Il y a beaucoup de choses à faire avant !

Mais revenons à cette extraordinaire régulation de votre organisme. Les organes de stockage du gras envoient des signaux au système nerveux central pour avertir le cerveau de l'état de vos réserves énergétiques, et cela presque en temps réel. Ce système extrêmement performant reflète le dialogue permanent qui s'établit entre votre cerveau et votre tissu adipeux. Un réseau complexe de neurones intègre toutes les informations : votre comportement alimentaire est donc constamment modulé selon l'état de vos réserves. À toucher impunément à ces réserves, vous vous exposez à une réponse d'origine centrale, qui va stimuler votre appétit pour restaurer au plus vite votre stock énergétique. Les mécanismes qui stimulent l'appétit semblent beaucoup plus performants que ceux qui le coupent : notre corps possède plus de substances « orexigènes » que de substances « anorexigènes ».

Quand on surveille sa ligne, est-il préférable de manger seul ou avec d'autres ?

Je vous conseillerai toujours de partager vos repas, dans la mesure du possible.

Manger possède une triple fonction : physiologique, symbolique et hédonique. Manger est un acte individuel, qui s'inscrit dans un acte collectif. Laisser une autonomie de plus en plus grande aux individus, comme cela est aujourd'hui souvent le cas pour la prise des repas, n'est pas sans danger s'ils n'ont pas eu d'étayage suffisant, en particulier pendant leur enfance.

Certaines personnes ont un rapport tel à la nourriture qu'elles ne parviennent pas à manger toutes seules d'une manière saine, équilibrée et satisfaisante. Du coup, c'est parfois du n'importe quoi. On en arrive à des particularismes alimentaires, qui ne reposent que sur des idées préconçues, à des évictions de certains produits et à l'apparition de pratiques déviantes : tandis que certains vont commencer des régimes sans gluten, sans aucune assise scientifique, d'autres vont écarter par exemple le lait, car ils auront lu un article alarmiste sur le sujet.

Dans le cadre de vos activités et de votre emploi du temps, essayez donc de manger avec d'autres personnes, votre famille, vos amis, vos collègues : vous partagerez vos repas, vos goûts, vos recettes et, à l'occasion, vos idées sur la question… Ne restez pas seul avec vos craintes et vos doutes éventuels.

Je travaille chez moi et je n'arrête pas de me lever pour aller grignoter dans la cuisine. Ou bien je prends des choses à manger devant mon ordinateur. Qu'est-ce que je peux faire pour m'empêcher de céder à cela ?

Le grignotage est défini comme la consommation d'un aliment non spécifique, sans sensation de faim particulière, répétée, passive, sans aucune culpabilité, et qui peut s'étaler tout au long de la journée. Il peut représenter un apport calorique important, d'autant que vous avez du mal à évaluer vos prises alimentaires sur le plan à la fois quantitatif et qualitatif. Et vous mangez sans doute le plus souvent des aliments gras ou sucrés… Les paquets d'emballage vides sont parfois les seules traces subsistant de ce désordre.

LE TÉMOIGNAGE *d'Amélie*

« Mon poids est à la fois une force et une carapace »

« Pour quelles raisons perdre du poids me fait-il peur, me frustre, m'oppresse ? Depuis mon adolescence, je subis les moqueries et les rabaissements de toutes sortes à cause de ma timidité, de mon manque d'assurance et du fait que je n'assume pas mon physique. En effet, si mon corps a changé, je suis restée une enfant perdue dans un corps de femme. Je le ressens aujourd'hui encore.

« Durant ces dernières années, j'ai l'impression qu'être devenue forte m'a permis de m'imposer face aux obstacles de ma vie. Plus je grossis, plus je peux me défendre ! Mais, à l'inverse, plus je subis d'affronts. Je ressens ma vie comme un combat permanent contre moi-même, contre mes kilos et contre les agressions qui viennent de l'extérieur.

« Mon poids est à la fois une force et une carapace : je suis grosse, on me voit, on parle de moi, mais en même temps cela me blesse. Je perds du poids, je m'efface et la société ne me regarde plus, ne me voit plus, et cela me blesse aussi. J'ai une double personnalité : d'un côté la jeune femme timide, morose et transparente, de l'autre la jeune femme spontanée et drôle, fonceuse et pleine d'entrain. Je n'arrive pas à trouver ma place et à m'intégrer, malgré le fait que j'ai un travail, une fille, des amis et une famille.

« Perdre du poids me plaît, car je redécouvre des sensations et du bien-être. Mais il y a toujours ce vide intérieur, et puis cette petite voix qui me dit que la nourriture est là pour me consoler, me faire du bien et remplir ce vide…

« Il me faut constamment être en action, comme si je ne m'autorisais pas à rester au repos. Je suis toujours à la recherche d'une reconnaissance quelconque, comme pour me prouver à moi-même que j'existe dans la société. Je me sens presque tout le temps inférieure aux autres et sans intérêt.

« Pour moi, que je sois heureuse ou triste, la nourriture est un réconfort. Me détacher d'elle en viendrait à me dégager de ce pilier qui me soutient depuis toujours. Si je lâche cette addiction, j'ai peur de tomber et de ne plus pouvoir affronter le monde. Mais me libérer de ce poids me permettrait d'être vue différemment, d'être acceptée différemment. Peut-être ? »

INFO

LE PARTAGE DES REPAS

✔ C'est au sein des familles les plus modestes que le partage du repas tend à disparaître : plus de 50 % des repas sont pris seuls.

✔ Dans les familles plus aisées, uniquement 10 % des repas sont pris seuls.

LE TÉMOIGNAGE *d'Agathe*

Le garder en elle

« Un jour, une femme que je vois pour la première fois en consultation à l'hôpital me raconte que son obésité a résisté à tous les régimes : peu à peu, elle a connu le yo-yo pondéral ; elle n'a cessé de grossir et a développé une hyperphagie, un trouble du comportement alimentaire. Elle tente de se remplir. Au fil des années, elle est passée de 60 à 120 kilos pour 1,65 m. Elle a de nombreux ennuis de santé, s'essouffle au moindre effort, présente des difficultés à se mouvoir, a des frottements entre les cuisses très gênants, l'été venu… Son désarroi m'impressionne.

« À un moment, elle évoque la disparition de l'un de ses enfants, il y a de cela plusieurs années – il s'est tué en vélo vers l'âge de quinze ans. Sa prise de poids semble avoir évolué à partir de ce drame. À l'écouter me vient une question qui peut alors paraître saugrenue : "Combien pesait environ votre fils au moment de son accident ?" Elle me répond : "Une soixantaine de kilos. Pourquoi ?" Cela correspond à peu près à la prise de poids de sa mère.

« J'ose lui soumettre cette idée : Peut-être a-t-elle en quelque sorte absorbé son fils ? Peut-être le garde-t-elle en elle, ne parvenant pas à faire son deuil, se sentant coupable de sa mort ? Elle est surprise et très frappée par ce rapprochement. Cela sera-t-il un début de prise de conscience ? »

QUE FAIRE

Pour lutter contre le grignotage

- Avant tout, je voudrais vous rassurer en vous disant qu'il vous est permis de grignoter.

- Mais je vous demande une chose : faites-le assis, dans le calme et, dans la mesure du possible, sans rien faire d'autre. Je veux ainsi lutter contre l'oubli qui s'installe de ce qu'on a bien pu manger...

- Il faut ensuite chercher ce qui déclenche et vous incite à grignoter : est-ce l'ennui ? le stress ? l'angoisse ? le sentiment de solitude ? la peur de ne pas y arriver ? le sentiment d'être nul ? l'habitude, tout simplement, sans réfléchir ?

- Notez tout ce qui vous vient à l'esprit à ce moment-là.

- Il est plus facile de casser le rituel quand on l'a repéré : est-ce toujours à la même heure ? Est-ce à la pause café avec vos collègues (trop) gourmands ? Est-ce dès que vous rentrez chez vous ? Est-ce tout seul le soir devant la télévision ?

- Quand vous aurez détecté les horaires à risques, programmez-vous une activité. Sortez marcher pendant une demi-heure, prenez une douche, entraînez-vous à un exercice de relaxation, inscrivez-vous à un cours de gym... Trouvez quelque chose à faire.

- Ou bien composez-vous par avance une collation équilibrée : des fruits secs, un yaourt et un fruit, un morceau de pain avec un carré de chocolat...

- Jetez à la poubelle les emballages des gâteaux et placez-les dans des boîtes métalliques ou des récipients opaques : ça vous évitera de poser un regard concupiscent sur eux...

- Tenez un carnet alimentaire, qui indiquera l'heure du grignotage, le lieu, les circonstances, votre état d'esprit, le niveau de sensation de faim ressentie, le comportement associé au grignotage, les moyens trouvés pour faire passer l'envie...

- Avec votre téléphone, photographiez ce que vous mangez. Si vous décidez de vous faire suivre par un nutritionniste, montrez-lui vos clichés et l'objet du délit. Vous pourrez ainsi discuter de choses concrètes et travailler ensemble, en amont, en visualisant : c'est la première étape vers la compréhension et la transformation de votre comportement.

› Parole de médecin

« **Avec leur surpoids,** certains d'entre nous développons une forme de carapace. Certains de mes patients ont comme "enkysté" leurs kilos, qu'ils n'arrivent plus à déloger. Dans ce cas, quand les choses durent depuis des années et se sont installées, le soutien psychothérapeutique me paraît essentiel. Comme nutritionniste, je ne peux que cautériser la plaie de certaines personnes qui viennent me voir. »

› Parole de médecin

« **Non, tout n'est pas de votre faute.** Non, vous n'êtes pas nul. Vous avez été pris dans la spirale infernale des régimes et vous ne vous en sortez plus.

Oui, vous pouvez arrêter la machine. Oui, vous pouvez reprendre le contrôle.

Je dis souvent ça en consultation. »

INFO

CHEZ LES BONOBOS AUSSI

Le stress a des conséquences sur le poids, indépendamment de toute prise alimentaire.

Pascal Picq, le célèbre paléoanthropologue, évoque une expérience menée auprès des singes bonobos. Les singes dominants, qui ont un accès prioritaire à la nourriture, savent contrôler leurs prises alimentaires. Les singes dominés n'arrivent pas à se rassasier correctement et mangent à toute heure, y compris la nuit.

À méditer.

LE TÉMOIGNAGE *de Sophie*

Apprendre à se faire respecter

« Un jour, une de mes patientes, une femme d'une quarantaine d'années, vient me voir. À ma question rituelle : "Alors, ça va ?", elle me retourne un "Ça va..." un peu mou. Pas convaincu, je m'inquiète, j'interroge. Et sa parole finit par se libérer. Elle me raconte qu'elle travaille à la Poste et qu'une personne s'est plainte de son accueil – alors qu'elle court partout, doit bouger, changer de guichet... D'abord par oral, puis par écrit à sa direction – qui ne défendra pas son employée. La plaignante la décrit comme "une employée de petite taille, qui a fait preuve d'une étroitesse d'esprit"...

Spontanément, bien entendu, ma réaction est d'être outré. Mais ma patiente, elle, n'a plus l'énergie pour résister ni pour se défendre. Elle n'a plus d'estime d'elle-même. Elle s'effondre : alors elle mange. Prise de crises de boulimie, elle engloutit à la fois pour calmer son angoisse, ne plus penser et se dévaloriser encore à ses propres yeux. Le cercle infernal. Le stress ou le harcèlement au travail, ça donne ça aussi.

Aujourd'hui, accompagnée sur le plan psychologique et nutritionnel – et conseillée sur le plan juridique... –, ma patiente va lutter pour se faire respecter. Bientôt, elle n'aura plus besoin de manger autant. »

J'ai perdu du poids très vite en suivant le régime Dukan. Est-ce que cela peut être dangereux pour ma santé ?

Oui, faites attention. Perdre un grand nombre de kilos sur une courte durée peut s'avérer dangereux pour de nombreuses raisons. L'une d'entre elles a été découverte depuis peu par les scientifiques, qui sont parvenus à des résultats surprenants.

Ainsi, votre tissu adipeux est capable de stocker un nombre important de polluants, contre lesquels il apprend à se défendre. Il agirait comme une sorte d'éponge... En effet, les polluants organiques persistants tels que les dioxines et les furanes, mais également les pesticides et les nombreux produits chimiques industriels témoignent d'une attirance pour les cellules graisseuses : avec le temps, elles ont tendance à s'accumuler dans votre corps et à influencer votre métabolisme.

Un amaigrissement très rapide, comme celui qui est observé avec le régime Dukan, par exemple, ou avec d'autres, risque de libérer brutalement ces polluants dans votre organisme sans que ce dernier ait le temps de développer des moyens d'épuration efficaces.

INFO

DES DANGERS POUR LA SANTÉ

✔ La plupart du temps, les régimes sont démarrés sans aucune surveillance médicale, juste par la diffusion d'un livre, par bouche à oreille ou après une émission de télévision : cela peut se révéler proprement catastrophique si vous en savez peu sur votre état de santé et sur vos éventuels risques médicaux.

✔ Les régimes très hypocaloriques - aux alentours de 800 kcal/jour - peuvent aboutir à des cas de mort subite par troubles du rythme cardiaque.

✔ Les régimes pauvres en glucides provoquent des troubles digestifs, en particulier des constipations opiniâtres causées par une consommation insuffisante de fibres.

✔ Plus de 70 % des régimes sont carencés en fibres.

✔ Souvent, les régimes font consommer trop de protéines, dépassant deux à trois fois les apports nutritionnels conseillés. Cela risque d'avoir une incidence néfaste sur le fonctionnement de vos reins.

J'ai pris du ventre, et on me dit que ma santé est en jeu. Pourquoi ?

Chez un être humain, deux types de tissu adipeux peuvent être distingués : le tissu adipeux blanc et le tissu adipeux brun. Pendant des décennies, on a pris en considération uniquement le premier : les adipocytes qui le composent n'étaient perçus que comme de simples organes de stockage de l'énergie, et c'est tout. Le rôle de ce tissu adipeux blanc était également reconnu – c'est-à-dire comme un protecteur thermique et mécanique. Les personnes obèses sont familières de ce phénomène : tandis qu'elles ont chaud l'hiver – ce qui les dispense de superposer des couches de vêtements... –, en revanche elles sont victimes, l'été, de la chaleur, qui les dérange encore plus qu'une personne d'un poids normal. Et le gras sert d'airbag naturel, protégeant nos organes des chocs éventuels.

Depuis les années 1990, les scientifiques savent que le tissu adipeux blanc représente bien plus que tout cela et n'est pas une simple zone inerte : il s'agit en réalité d'un tissu endocrinien, qui fabrique un certain nombre de substances, baptisées adipokines. Ce tissu est donc un organe, qui peut s'avérer extrêmement volumineux – allant jusqu'à dépasser les 50 kilos chez une personne obèse. Ses fonctions sont multiples : la régulation énergétique, des fonctions vasculaires et immunitaires, le stockage des lipides, le dialogue entre les différents organes...

Le plus souvent, les dépôts de graisse sont situés sous la peau et, chez l'homme, dans la région viscérale, même si cela peut varier d'un individu à un autre.

L'augmentation de la masse adipeuse sous-cutanée est accompagnée d'un risque faible de maladies métaboliques telles que le diabète ou les maladies cardiovasculaires : tant que le gras est stocké sous la peau, les complications sont retardées – car ce sont des zones de stockage normales. Même si nos capacités de stockage ne sont pas illimitées. À l'opposé, l'augmentation de la masse adipeuse de la région viscérale, quant à elle, accroît les risques de pathologies graves telles que le diabète de type 2.

INFO

LA DÉCOUVERTE DE LA LEPTINE

En 1994, les scientifiques ont établi l'existence d'une hormone, la leptine, qui témoigne du rôle endocrinien du tissu adipeux, au même titre que les glandes surrénales ou la thyroïde, par exemple.

Cette « hormone de la satiété » agit au niveau du système nerveux central et rend compte du dialogue constant qui existe entre le tissu adipeux et le cerveau. Ce dernier, informé en temps réel de l'état des réserves énergétiques, stimule l'appétit ou, au contraire, décrète le rassasiement.

INFO

LE TOUR DE TAILLE

✔ Pour mesurer votre tour de taille, votre médecin prend un centimètre de couturière et fait le tour du propriétaire… Il mesure à mi-distance entre l'épine iliaque antéro-supérieure et la dernière côte flottante, soit à peu près à la cinquième vertèbre lombaire. Chez une personne dont le poids est normal, cela correspond au niveau de l'ombilic ; chez une personne en surpoids important ou obèse, l'ombilic a tendance à tomber, ce qui fausse les résultats.

✔ Vous pouvez aussi le faire vous-même.

✔ Pour un homme occidental, les chiffres normaux sont de 100 cm au maximum, l'objectif à atteindre étant un tour de taille inférieur à 94 cm.

✔ Pour une femme occidentale, le tour de taille ne doit pas dépasser 88 cm ; idéalement, il doit être inférieur à 80 cm.

J'ai suivi un régime pauvre en sucres. Est-ce que cela présente des risques pour ma santé ?

Oui, d'une manière indirecte et sur la durée.

La sécurité à long terme des régimes amaigrissants à basse teneur en glucides reste controversée sur le plan médical. Si vous diminuez vos apports en glucides, d'une manière mathématique vous augmentez vos apports en lipides. La plupart de ces régimes encouragent à consommer davantage de produits animaux : de ce fait, vous augmentez vos apports en acides gras saturés et en cholestérol. Cela provoque des changements de niveau lipidique et accroît donc le risque de maladies cardiovasculaires…

D'une façon indirecte, en mangeant moins de sucres, donc en mangeant plus de graisses, vous vous êtes créé des risques nouveaux pour votre santé. Pour compenser la basse teneur en glucides, il faudrait donc consommer plus de protéines et de lipides d'origine végétale… Mais, en fin de compte, croire que la manipulation des nutriments suffit pour contrôler son poids est séduisant, mais pas très réaliste.

J'ai entendu parler de méthodes naturelles pour maigrir, par exemple d'herbes médicinales. Est-ce que c'est efficace ?

Surtout pas ! Fuyez-les comme la peste, car ces herbes médicinales prescrites pour maigrir peuvent tuer.

Régulièrement, des livres qui rencontrent beaucoup de succès vantent les mérites de l'approche « naturelle » pour perdre ses kilos dits « superflus ». Méfiez-vous, car ce type de best-sellers contribue à perpétuer le mythe de l'innocuité de tels produits et leur donne une réputation parfois meilleure, car plus « saine », que les médicaments dits « traditionnels ».

Je n'en citerai qu'un exemple, pris dans les années 1990, mais il en existe beaucoup d'autres aujourd'hui. Une herbe d'origine chinoise a ainsi été largement utilisée et prescrite en Belgique sur des périodes de un à deux ans : en 1993, des douzaines de cas de maladies apparurent, marquées par une dégradation très rapide des fonctions rénales. Ces herbes médicinales furent vite incriminées, en particulier *Aristolochia fangchi*, dont dérive l'acide aristocholique – un composé toxique pour les reins et cancérigène, en particulier au niveau de la vésicule. Un grand nombre de cancers fut détecté.

Je vous conseille donc fermement de ne jamais vous aventurer dans des circuits de fabrication et de commercialisation plus ou moins opaques, qui n'offrent aucune garantie.

Dans le domaine des régimes comme dans les autres, ne laissez pas votre sens critique au vestiaire.

Pour me débarrasser de mes bourrelets sur les cuisses et les fesses, on m'a conseillé de faire pratiquer une lipoaspiration. Qu'en pensez-vous ?

Sur la durée, cela ne servira à rien. Ce sera même pire, avec des risques pour votre santé.

Pendant longtemps, on a pensé qu'une lipoaspiration constituait une bonne approche pour réduire le nombre d'adipocytes. Par cet acte chirurgical, on retire donc le tissu adipeux sous-cutané. Mais il faut que votre poids reste parfaitement stable. Si, par malheur, il se met à bouger – ce qui est tout de même très fréquent – et s'il commence à jouer au yo-yo, montant et descendant, alors ces variations de poids permettront de recruter de nouveaux adipocytes et/ou feront grossir les adipocytes présents. En effet, quand des adipocytes sont endommagés, ils sont tout de suite remplacés. Des macrophages les absorbent, et d'autres adipocytes tout fringants viennent remplir les fonctions attendues de stockage et de sécrétion ! Un contrôle permanent s'assure du bon fonctionnement des adipocytes, ainsi que de leur nombre.

Il y a pire encore : si vous reprenez du poids, vous allez placer vos nouveaux excédents énergétiques dans d'autres endroits de votre corps, puisque les zones de dépôt traditionnelles n'existent plus. Au lieu de stocker sous la peau comme auparavant, vous allez désormais stocker dans des sites inhabituels – on parle de dépôts ectopiques – et intraviscéraux – soit dans le ventre. Cette redistribution de la graisse de la zone sous-cutanée vers la zone intra-viscérale sera non seulement inesthétique, mais elle vous exposera également à des complications plus ou moins graves.

La lipoaspiration n'est donc efficace que si vous ne reprenez JAMAIS de poids... Ce qui est une mission impossible.

Et si, pour maigrir, je faisais appel à la chirurgie de l'estomac ?

Attention...

Cette intervention est réservée à des personnes souffrant d'obésité sévère (IMC supérieur à 35), atteintes d'un diabète de type 2 instable, mal contrôlé, ou en voie de dégradation, et qui n'ont pas obtenu de résultats avec un traitement médicamenteux, ainsi qu'en cas d'obésité massive (IMC supérieur à 40). Les pertes de poids peuvent être de l'ordre de 25 à 30 kilos.

Il me paraît inconcevable de proposer cette approche à tout le monde, au risque de ne rien maîtriser du tout et d'aboutir à des catastrophes chez des personnes mal ou non préparées à ce type de chirurgie très contraignante.

› Parole de médecin

« **Ce qui marche le mieux,** c'est votre régularité, c'est le fait que vous respectiez le rythme de vos consultations, si vous êtes suivi par quelqu'un. Comme je le répète à mes patients : "Ne disparaissez jamais dans la nature !" C'est la personne qui se sent la plus forte et la plus capable de gérer seule son problème de poids qui risque, beaucoup plus que les patients fidèles, de vraiment se planter. »

INFO

L'INFO FAUSSE

Longtemps, on a cru que, en perdant du poids, on faisait également régresser le nombre d'adipocytes. Cela n'est pas le cas. Le nombre d'adipocytes reste constant. C'est uniquement leur taille qui évolue.

Le nombre d'adipocytes augmente d'une manière régulière pendant l'enfance et l'adolescence.

INFO

LES RÉSERVES DE GRAISSE

1 g de lipide apporte 9 kcal, contre 4 kcal pour 1 g de glucide ou de protéine. Cela signifie que votre organisme a les moyens de stocker une quantité d'énergie considérable sous la forme de graisse et dans un faible volume. Une personne qui pèse 70 kg est constitué normalement de 20 % de graisses, qui stockent environ 126 000 kcal. Ça lui permettrait de tenir 57 jours environ sans manger.

QUE FAIRE

Quelques résultats de Nutrinet-Santé

- Qu'est-ce que Nutrinet-Santé ? Une enquête lancée sur Internet en 2009 et supervisée par le Pr Serge Hercberg (U557 Inserm/Inra/Cnam/Paris-13).
- Son but : étudier les comportements alimentaires et les relations nutritionnelles des Français.
- 223 000 internautes y participent.
- 70 % des femmes interrogées et 52 % des hommes veulent peser moins.
- Entre 2009 et 2011, 31 % des personnes interrogées ont suivi un régime restrictif commercial, reposant sur une méthode publiée en librairie, avec support Internet (par exemple la méthode Dukan).
- 23 % d'entre elles ont suivi un régime à leur sauce avec, en général, une prise de substituts protéiques.
- 11 % ont suivi un régime marketé équilibré, avec support de type coaching (en général Weight Watchers).
- 35 % ont préféré un régime fondé, entre autres, sur les recommandations nutritionnelles du Programme national Nutrition Santé (PNNS).
- 75 % des personnes ayant suivi les recommandations du PNNS jugent cette approche efficace à long terme.
- 61,3 % de ceux qui ont suivi un régime marketé équilibré, avec coaching, sont satisfaits.
- 59 % de ceux qui ont suivi un régime restrictif maison sont contents.
- 51,1 % de ceux qui ont suivi le régime Dukan et autres régimes médiatisés sont satisfaits.
- Les régimes qui ont le retentissement le plus fort dans la vie privée et sociale – pour la préparation des repas, les courses, les repas avec des proches ou des relations professionnelles, les repas au restaurant… – sont le régime Dukan (pour 40,66 % des personnes interrogées), le régime Cohen (pour 32,8 %), les régimes avec substituts protéiques (pour 31,8 %), puis le régime Delabos, dit de la chrononutrition (pour 23,8 %).
- Le régime Dukan est considéré comme le plus frustrant (pour 43,8 %).
- Conclusions d'ordre général : sur le long terme, les participants reconnaissent que répéter des régimes restrictifs s'avère moins efficace que suivre des recommandations nutritionnelles de base. Plus ils ont multiplié les régimes, plus ils considèrent qu'ils sont entrés dans une spirale de l'échec récurrent.

4

Le tabac, l'alcool et les autres

Si votre mode de vie n'est pas modifié, vous arrêter de fumer risque de vous faire grossir. Boire outre-mesure perturbe le brûlage des graisses et désorganise votre manière de manger.

Certains médicaments ont comme effets secondaires une prise de poids. Sachez-le, préparez-vous et changez vos habitudes.

J'ai peur de m'arrêter de fumer, car tous ceux et toutes celles qui l'ont fait autour de moi dévorent et ont pris des kilos. Qu'est-ce que je dois faire pour éviter cela ?

Bouger. Et vous rappeler ceci : le risque numéro 1 reste le tabac et ses méfaits sur votre santé !

Une personne qui fume dispose d'un indice de masse corporelle inférieur à une personne qui ne fume pas ou ne fume plus. Le poids affiché par un fumeur est donc un poids qui est artificiellement maintenu à la baisse, et non pas un poids réel de stabilisation. Le mécanisme responsable de cette corpulence plus faible n'est pas totalement connu. Ce n'est probablement pas parce qu'on mange moins quand on fume, mais sans doute est-ce parce que les dépenses énergétiques sont plus élevées : la consommation de tabac active le système sympathique ; par un effet lié à la nicotine, des catécholamines, qui jouent le rôle d'hormones, sont libérées.

Par ailleurs, la fumée de tabac neutralise l'action de certaines substances enzymatiques, dont la propriété est de détruire des enzymes internes, régulatrices de l'humeur. Que se passe-t-il alors ? En fumant, vous dopez d'une manière artificielle votre humeur. Inhalées avec la nicotine, ces substances augmentent le pouvoir addictif – elles sont là pour vous fidéliser et vous rendre prisonnier du produit – ainsi que le pouvoir décupleur d'énergie – la sensation de faim diminue.

Quand vous vous arrêtez de fumer, vous retrouvez un appétit normal. Avec un paquet de cigarettes par jour, vous brûliez l'équivalent de 200 kcal/jour, ce qui n'est le plus souvent pas compensé par un effort physique supplémentaire. À l'arrêt du tabac, non seulement vous revenez à votre poids normal pour votre âge, mais parfois, hélas, vous risquez de le dépasser. Il vous faut donc vous méfier de la première année de sevrage et vous y préparer.

Moralité : avant d'arrêter de fumer, commencez à faire du sport, de la gym, de la course, tout ce que vous voulez : cela atténuera cette baisse du poste des dépenses énergétiques.

5 CONSEILS AVANT D'ARRÊTER DE FUMER

1. Préparez-vous : parlez-en à un médecin.
2. Parlez-en aussi autour de vous, à votre famille, à vos amis : préparez-les.
3. Inscrivez-vous à un club de gym, achetez-vous un nouveau vélo, marchez : bougez !
4. Pensez à l'odorat et au goût que vous allez retrouver !
5. Vous l'aurez compris : n'arrêtez pas du jour au lendemain.

INFO

LE POIDS DU TABAC

✔ Selon des études américaines, on estime que la prise de poids moyenne, à l'arrêt du tabac, est de 2,3 kg chez un homme et de 3,1 kg chez une femme, cela pendant la première année d'abstinence. Sur dix ans, 9,8 % des hommes et 13,4 % des femmes ont même pris plus de 13 kg, ce qui est bien sûr considérable et n'a rien d'une fatalité. Cela peut être évité.

✔ En France, 50 % des femmes qui se remettent à fumer et 30 % des hommes récidivistes invoquent comme raison de leur rechute : la prise de poids.

Je viens d'arrêter de fumer et je ne retrouve pas le goût. On m'avait dit, pourtant…

Attendez un peu : ça va venir.

Les papilles gustatives d'une personne qui fume sont abrasées. Dès lors, vos goûts vous portaient vers des mets relevés tels que des plats en sauce ou du gibier, ainsi que vers des plats plus gras – car le gras est un exhausteur de goût. Les mets fins tels que les poissons ne vous attiraient pas beaucoup, car vous possédiez moins de facultés pour les apprécier.

Il vous faudra trois mois au moins pour reconstituer vos papilles, donc trois mois au moins pour que votre goût se modifie et vous incite à rechercher des plats plus raffinés, donc souvent plus légers en calories. Voilà une bonne nouvelle ! En arrêtant de fumer, vous allez retrouver la maîtrise pleine et entière de votre goût.

SACHEZ-LE

1. Plus vous avez fumé jeune, plus votre risque de prendre du poids augmente.
2. Votre prise de poids sera plus élevée si vous êtes célibataire ou si vous avez eu plusieurs enfants.
3. Si vous risquez de prendre du poids, vous risquez aussi d'en prendre surtout au niveau du ventre, ce qui est mauvais pour la santé.
4. Ne faites pas de régimes pauvres en calories : ça sera pire après.
5. Et la meilleure des préventions pour ne pas prendre de poids dans ces circonstances est, comme dirait La Palisse, de ne pas commencer à fumer… Comme ça, vous n'aurez aucune raison d'incriminer cela.

Est-ce que l'alcool fait grossir ?

Oui !

Parce qu'il s'agit d'un toxique – l'éthanol –, il doit être éliminé rapidement par votre organisme, qui n'est pas équipé pour le stocker. Et cette élimination s'opère au détriment de l'oxydation des lipides, c'est-à-dire du brûlage des graisses. Ainsi, si vous surconsommez de l'alcool – certains adolescents le font en fin de semaine sous la forme d'une alcoolisation aiguë, appelée ***binge drinking*** par les Anglo-Saxons –, vous favorisez d'une manière indirecte le stockage des graisses alimentaires dans le tissu adipeux. Une consommation répétée fera émerger de nouveaux adipocytes, tout prêts à stocker davantage encore de graisses alimentaires.

Et si vous tombez dans un alcoolisme chronique, votre manière de manger s'en trouvera altérée : tout dans votre organisme sera désormais orienté vers la prise coûte que coûte d'éthanol, au détriment du reste. Vous maigrirez alors, mais avec des disparités, selon les parties du corps, du stockage des lipides. Ce que je ne vous souhaite pas.

Je prends la pilule depuis des années et j'ai un problème de poids. Est-ce que ça peut-être lié ?

Non.

Selon une idée hélas encore très répandue, un lien a été établi entre la prise d'une contraception hormonale et un éventuel surpoids. Ainsi, quand on leur pose la question sur leurs craintes à propos de la pilule, les femmes européennes et nord-américaines mettent en troisième position, dans les enquêtes d'opinion, leur peur des kilos en trop : elles considèrent cet effet comme inacceptable, au même titre que le risque accru de cancer du sein et de maladies cardiovasculaires !

Une telle crainte est infondée. Tout va dans ce sens : aucune étude n'a permis d'établir une relation entre les contraceptifs et l'augmentation du poids. Et cela reste vrai quels que soient les molécules, les doses et la voie d'administration des médicaments.

Je dois suivre un traitement. Est-ce que certains médicaments font grossir ? Si oui, lesquels ?

Oui, les effets secondaires de certains médicaments sont en effet une prise de poids plus ou moins importante. Selon les individus, leur rôle peut être non négligeable.

• **La cortisone :** ce médicament est prescrit comme un puissant anti-inflammatoire. La cortisone modifie la répartition des graisses, donnant parfois un aspect lunaire au visage de la personne qui en prend. Son effet orexigène – stimulant l'appétit – est connu, qui pousse à aller au-delà de ses sensations de faim pour se remplir. La cortisone provoque également une rétention d'eau et de sel. Si vous êtes sous traitement, attention à votre consommation de sel dans les aliments (pain, charcuterie, fromage, plats préparés, conserves, biscuits apéritif...) comme dans les boissons, en particulier les eaux minérales gazeuses riches en chlorure de sodium.

• **Les anti-inflammatoires non stéroïdiens :** ils risquent de favoriser la rétention d'eau et de sel, donc favoriser une prise de poids. Mêmes recommandations que pour la cortisone.

• **L'insuline :** si la prise de poids varie selon les personnes, elle s'avère plus importante en cas d'un mauvais contrôle glycémique initial et si une perte de poids massive avait été constatée. Il s'agit alors d'un rattrapage pondéral.

• **Les antibiotiques oraux :** la classe des sulfamides, à large spectre d'action, est connue pour provoquer une prise de poids, qui sera variable d'une molécule à une autre.

• **Les antimigraineux :** tous ne provoquent pas de prise de poids. Mais le pizitifène, par exemple, augmente l'appétit.

• **Les antihypertenseurs** tels que les bêta-bloquants, les antihypertenseurs centraux, les inhibiteurs calciques et les antihypertenseurs vasodilatateurs : à l'origine, nombreuses sont les personnes hypertendues qui sont déjà fortes. L'hypertension est majorée par le surpoids ou par l'obésité. Souvent prescrit, l'aténolol, appartenant à la classe des bêta-bloquants, fait prendre du poids au niveau de l'abdomen ; les inhibiteurs calciques risquent de provoquer des œdèmes des jambes et des chevilles voire du visage à cause de la vasodilatation périphérique ; les alpha-1-bloquants tels que la prazosine peuvent faire prendre du poids ; de même pour le minoxidil, une molécule très connue par ceux qui perdent leur cheveux.

• **Les antihistaminiques :** la diphenhydramine abaisse le métabolisme de base ; de même pour la cyproheptadine.

• **L'amiodarone :** très prescrite pour lutter contre les troubles du rythme cardiaque, elle engendre une hypothyroïdie, agissant donc sur le poids par son action sur la fonction thyroïdienne.

• **Les antidépresseurs tricycliques :** ils stimulent à la fois la soif et l'appétit, et ralentissent le métabolisme de base. Tout cela suffit à faire grossir.

• **Les antidépresseurs du type inhibiteurs** de la recapture de la sérotonine : une prise de poids sur le long terme a été observée.

• **Le lithium :** les sels de lithium sont prescrits en particulier pour réguler l'humeur si vous souffrez de troubles bipolaires. Ils peuvent provoquer des prises pondérales de l'ordre de 10 kilos sur dix ans, parce qu'ils possèdent un effet orexigène, qu'ils abaissent le métabolisme de base et parce qu'ils peuvent dérégler la fonction thyroïdienne en générant une hypothyroïdie.

• **Les antipsychotiques :** ils engendrent souvent des prises de poids très importantes, qui varient d'une molécule à une autre. On a vraiment très envie de manger. Cette classe pharmaceutique agirait sur la voie hormonale.

• **Les antirétroviraux** utilisés dans le traitement du sida : en règle générale, les personnes modifient la répartition de leur masse adipeuse, grossissant dans la partie haute de leur abdomen et de leur thorax.

• **Les antiépileptiques :** ils sont le plus souvent tous concernés, excepté une molécule, le topiramate, qui posséderait un effet positif sur la satiété.

• **La chimiothérapie :** en cas de cancer du sein, les molécules les plus utilisées sont l'anastrozole et le tamoxifène, qui ont une action néfaste sur le poids – en particulier la seconde de ces molécules.

› Parole de médecin

« **Il y a trois ans, j'ai fait un AVC.** Une artère cervicale a lâché. Je n'en ai pas parlé tout de suite. C'était un peu dur. J'ai encore quelques séquelles, mais tout va très bien maintenant. Aujourd'hui, j'en parle parfois à mes patients, qui me répondent : "Alors si ça vous arrive aussi à vous ! Ça ne sert donc à rien de faire attention, de manger pas trop gras, de se bouger et de se prendre en main !" Je leur rétorque que si, au contraire ! Si j'avais eu les artères bouchées de cholestérol, les conséquences auraient été beaucoup plus graves ! C'est parce que j'étais en bonne santé que je m'en suis tiré. Sinon, au mieux je serais aujourd'hui en chaise roulante, au pire je ne serais plus là pour écrire ce livre ! Et ça m'a donné plus d'ardeur encore à défendre mes convictions. »

Seconde partie

APRÈS

***Après**, c'est sans promesses irréalistes et intenables. C'est sans frustrations ni obsessions qui, de toute façon, ne mènent à rien. C'est sans crédulité, mais avec de la vigilance, de l'autonomie de pensée et du sens critique. C'est un chemin vers le plaisir retrouvé de manger, de cuisiner, de partager vos repas, de bouger, de respirer, de vivre. C'est une personne avertie, informée, respectée et écoutée, qui en vaut au moins deux.*

***Après**, c'est vous, aujourd'hui, bien décidée à vous occuper de vous, à ne plus vous en laisser conter et à ne plus jamais faire de régime !*

1

Retrouvez le plaisir de manger

En prenant du temps pour cuisiner, pour varier les saveurs et les couleurs, et pour déguster un plat, en cultivant les vertus de la lenteur, vous êtes sur le bon chemin : celui de la découverte ou de la redécouverte de vos sensations. Manger sereinement, voilà un premier objectif à atteindre.

INFO

DES ADRESSES UTILES

Ce qui marche très bien hors du cadre médical ou paramédical.

✔ **Les réunions Weight Watchers :** weightwatchers.fr (pour trouver une réunion près de chez vous), tél. 0969 321 221.

Il s'agit d'un travail en équipe, grâce auquel vos succès sont valorisés et qui essaie de comprendre avec vous les raisons de vos échecs, sans vous culpabiliser ni vous infantiliser.

✔ **Allegro Fortissimo :** allegrofortissimo.com, tél. 01 45 53 98 36.

Créée en 1989, cette association lutte contre les discriminations sociales dont sont victimes les personnes de forte corpulence, aide à les réconcilier avec leur corps et leur image et tente de répondre à toutes leurs questions santé grâce à des professionnels de la nutrition. Elle organise des activités, des ateliers, des sorties piscine...

✔ **Le collectif national des associations d'obèses :** cnao.fr, tél. 01 78 09 60.

Rayez pour toujours le mot « régime » de votre vocabulaire. Après, ça ira déjà mieux.

À lui tout seul ce mot terrible déprime : on l'associe tout de suite à restriction, contrainte, privation et solitude infinie devant une assiette désertée.

Pour lutter contre votre surpoids, soyons clair : ne faites pas de régime, n'enchaînez pas les recettes miracle et les lettres au père Noël, mais changez quelque chose dans votre façon de vivre. Entamez une sorte de réapprentissage de vous-même et de vos habitudes.

Et ne restez pas dans votre coin à ruminer votre problème de poids : aide-toi, le corps médical t'aidera !

Signez une alliance avec votre médecin traitant ou avec le nutritionniste que vous aurez choisi. Faites équipe. Sans la collaboration de l'autre, point de salut.

Demandez à votre médecin de prévenir avant de guérir. Afin que vous deveniez acteur de la transformation de votre corps et non plus un spectateur triste et passif.

› Parole de médecin

« **"Je vais vous aider à traverser le passage piétons."** C'est une phrase que je m'amuse parfois à dire à ceux qui viennent me voir en consultation. Ça veut dire que je n'ai pas de solution miracle à leur apporter. Juste des conseils et un accompagnement pour les aider à se protéger. Et c'est parfois pas si mal. »

Ne vous sentez coupable ni de vos bourrelets ni de votre difficulté à les perdre. Et n'ayez jamais honte de votre gourmandise.

Non, la gourmandise n'est ni une faute ni un vilain défaut.

Non, elle n'est plus l'un des péchés capitaux. Tous les discours moralisateurs proférés par les amaigrisseurs médiatisés et tous ces défenseurs des régimes à la mode provoquent de la culpabilité. Ça suffit !

Dans notre société pourtant laïque, on se positionne toujours par rapport à cette idée de péché, imposée par la doctrine catholique qui réprouve cette « pensée mauvaise ». Celui qui mange trop devient presque un déviant, une sorte de délinquant nutritionnel. Assez !

Trop longtemps, la société française a considéré que seul l'homme était capable d'apprécier les bons vins et les bons mets. De tels préjugés se retrouvent encore dans nos perceptions positive et négative : on est plus indulgent face à un homme replet que devant une femme forte, qui sera vite et davantage stigmatisée. Stop !

Le réapprentissage, c'est ça : c'est apprendre à manger avec plaisir et non outre-manger. C'est devenir œnologue et non pas alcoolique. Être un gourmet – ça n'existe pas au féminin ?... – ne signifie pas déraper, mais rester « en bon point », c'est-à-dire dans un juste milieu.

Facile à dire. Essayons de le rendre facile à faire.

INFO

QUI EST QUI ?

✔ La **diététicienne**, ou le diététicien, est un technicien de l'alimentation - doté d'un BTS ou d'un DUT en génie biologique, option diététique.

Le travail de ce « rééducateur » nutritionnel est d'effectuer des bilans alimentaires. Il ou elle vous aidera à corriger vos erreurs pour retrouver un équilibre. Il pourra aussi établir avec vous des programmes, prescrits au préalable par un médecin.

Pratiquant en libéral, il intervient le plus souvent dans le cadre de collectivités locales - dans un hôpital, une cantine...

Non remboursée, la consultation coûte entre 15 et 40 euros.

✔ Le ou la **nutritionniste** est un médecin diplômé en nutrition, dont la formation a pu être complétée par un DESC.

Son travail est de prévenir, de dépister puis de prendre en charge les maladies liées à la nutrition - le diabète, l'obésité, le cholestérol, les intolérances alimentaires...

.../...

INFO

.../...

Il peut aussi vous prescrire des médicaments, des analyses ou des examens. Il consulte dans son cabinet, à domicile ou en milieu hospitalier au sein d'une équipe médicale.

En partie remboursée, la consultation va de 23 à 90 euros environ.

✔ Le **psychothérapeute** est soit un psychiatre - donc un médecin spécialiste -, soit un psychologue - une profession paramédicale - ou un psychanalyste, qui n'ont pas le pouvoir de prescription. Certains sont plus particulièrement aguerris à la problématique du poids.

Vous vous êtes décidé à aller consulter pour demander de l'aide. Une diététicienne, un nutritionniste ou un psychothérapeute peuvent vous être utiles. C'est à vous de choisir.

Avant toute chose, il vous faut retrouver votre rythme propre et ne plus croire tous ceux qui vous ont promis de vous faire maigrir en deux temps trois mouvements. Non, hélas, les miracles, ça n'existe pas. Donc plus question de vous en remettre à un médecin miracle, à un régime miracle, à une solution miracle dénichée sur Internet ou proposée par une copine.

Inscrivez-vous dans une autre dimension : donnez du temps au temps, fuyez les propositions fumeuses et les pertes de poids rapides comme l'éclair. Car, je ne cesserai de vous le répéter encore et encore, aller trop vite, va sur le long terme dégrader votre état de santé, mettre en place le fameux phénomène de yo-yo, vous faire perdre toute motivation, vous déprimer, etc. Tout ça, vous connaissez. Ça suffit.

Voici ce que je vous conseille. Ensuite, libre à vous d'aller voir qui vous semble le plus adapté.

Si vous voulez vous débarrasser d'un surpoids – disons autour de 5 à 7 kilos –, il me semble qu'il faut peut-être « démédicaliser » votre démarche : cela signifie que vous pouvez très bien aller voir une diététicienne, qui dressera un bilan et vous fera du cousu main, concoctant avec vous un programme minceur.

Si vous avez plus de 10 kilos à perdre ou si vous souffrez d'obésité, qui constitue une maladie chronique évolutive, il me paraît important de faire intervenir plusieurs personnes, aux spécialités différentes et complémentaires. Car votre prise de poids possède sûrement plusieurs raisons : elle n'est pas uniquement physiologique, ou purement psychologique, ou peut-être est-elle également liée à votre famille ou à votre environnement.

Tout doit être abordé dans un projet médical, qui offre une cohérence, pour ne pas vous donner l'impression qu'on vous envoie aux quatre bouts de la ville, comme si vous étiez des morceaux de puzzle dispersés… Votre situation personnelle, votre vécu, vos priorités, vos objectifs, tout cela doit être pris en compte et entendu par un médecin, qu'il s'agisse de votre médecin traitant ou d'un nutritionniste, qui coordonnera votre suivi, que ce soit dans son cabinet ou dans une consultation à l'hôpital.

Le plus important, vous l'avez compris, est de vous adresser à un professionnel de la nutrition et non pas à un amaigrisseur, qui vous sort de son tiroir une feuille ronéotypée, reproduite à l'infini, qui ne tient donc pas compte de qui vous êtes et qui, du coup, ne peut développer à votre égard aucune véritable empathie.

S'il le juge nécessaire et si vous êtes d'accord, votre médecin peut tout à fait vous conseiller d'aller voir un psychothérapeute, formé aux troubles du comportement alimentaire, ou à un psychiatre.

Si le pain est mauvais, il faut changer de boulangerie – à moins d'être masochiste. C'est toujours ce que je dis à mes patients. Il en est de même pour la prise en charge médicale. À vous de trouver le bon thérapeute, à vous d'instaurer avec lui un climat de confiance, à vous de l'investir d'une manière positive. Mais, inévitablement, quand le travail se fait au long cours, on peut fatiguer, douter, désespérer et voir sa confiance ébranlée – des deux côtés d'ailleurs, du vôtre et celui du praticien. Essayez et vous verrez bien.

La première consultation en nutrition est essentielle. Pour vous et pour le praticien que vous allez rencontrer. Guettez tous les signes positifs, qui vous mettent en confiance et vous rassurent. Ou pas. Dans ce cas, allez voir ailleurs.

Un climat favorable est déterminant pour que vous puissiez aborder en toute sérénité vos problèmes de poids – car ce sont des problèmes qui touchent à votre intimité, au rapport que vous entretenez avec votre corps. Vous n'avez pas envie d'en parler avec n'importe qui ni dans n'importe quelles conditions.

Dès l'entrée, tout se voit, tout se ressent : une chaise trop étroite, des toilettes mal proportionnées, une secrétaire revêche… D'emblée, le malaise s'installe, qui fait vous replier sur vous-même.

Cette première rencontre est donc déterminante, à la fois pour vous et pour le praticien, car c'est à ce moment-là que vous raconterez votre histoire, une histoire unique, c'est alors que vous évoquerez votre désarroi devant votre incapacité à contrôler votre poids. Pas si facile à dire... En face de vous, quelqu'un qui ne devra pas avoir de démarche standardisée, mais avec qui, à ce moment-là, vous essaierez de nouer une relation thérapeutique. Pas si facile à établir... Si vous vous sentez accueilli, entendu et reconnu dans ce que vous êtes, ça vaut la peine de continuer, non ?

Déclinée au singulier, cette première consultation est longue, à la fois ample et détaillée. Une chose essentielle à savoir pour le praticien : Êtes-vous venu par vous-même ou ce rendez-vous vous a-t-il été imposé par votre médecin traitant ?

LE TÉMOIGNAGE

Parole de nutritionniste

La première consultation

« Quand je rencontre une personne pour la première fois, j'ai l'habitude de poser une question introductive passe-partout : "Qu'est-ce qui vous amène ?" Sa première réponse est toujours intéressante.

« La plupart du temps, les gens expriment leur volonté de perdre du poids et, le plus souvent, rapidement, car, disent-ils, "Ça ne peut plus durer !" Ce qui me frappe régulièrement, c'est de les entendre déclarer qu'ils ont suivi un régime – actuellement, le régime Dukan est le plus souvent cité – et me dire qu'il a marché. Alors que, juste avant, à ma question : "Votre poids actuel est-il le plus fort de votre existence", ils ont répondu : "Oui" ! En général, je reformule ma question : "Si votre régime précédent vous a amené à ce poids maximal, c'est donc qu'il vous a fait grossir, non ?"

Pour moi, cette consultation sert à aider la personne qui se trouve en face de moi à reformuler sa problématique – "C'est donc un régime qui ne vous a pas fait maigrir" –, à l'inscrire dans une autre durée – "Ça va être plus long que vous ne le pensiez" – et, surtout, dans une autre perspective – "Ça va être différent de ce que vous imaginez peut-être."

Je déclare rapidement que je ne suis pas là pour lui resservir une nouvelle et énième version d'un régime miracle, mais que je suis là, au contraire, pour lui faire entrevoir une autre façon d'aborder les choses. Donnons du temps au temps.

« “Avez-vous une idée du poids que vous voulez atteindre ?”

À cette question, les réponses sont parfois franchement surréalistes et relèvent de la fiction pure et simple. Mais c’est toujours intéressant d’en parler, car il faut essayer de balayer certaines illusions et d’ouvrir d’autres horizons – “Non, vous n’aurez pas le poids de vos dix-huit ans si vous approchez de la soixantaine...” Même si la personne connaît un moment ou une période de déception, souvent elle est tout de même d’accord avec moi : au fond d’elle-même, elle sait bien que j’ai raison et, d’ailleurs, elle est venue me voir parce qu’on lui a dit que ce que je proposais était différent, entre autres sans aucune restriction.

« Avec le concours de la personne, je reconstitue son histoire individuelle. Je rassemble des informations sur les diverses phases de l’évolution de son poids et sur les événements, heureux et malheureux, qui ont pu jouer un rôle – un divorce, un déménagement, le décès d’un proche, une mutation professionnelle, la naissance d’un ou de plusieurs enfants, un mariage, une période de chômage, les maladies qu’elles a contractées ou dont elle souffre encore, les médicaments qu’elle prend... Je l’aide à faire remonter ses souvenirs. C’est ce qu’on appelle l’anamnèse, c’est-à-dire le récit de tout ce qui concerne cette personne et de tout ce qui a pu nourrir sa souffrance, sa plainte de surpoids. Nombreux sont ceux qui s’étonnent de ce que je les interroge ainsi sur leurs antécédents personnels et familiaux, sur leurs habitudes de vie et leurs hobbies, sur leurs déceptions et leurs espoirs. Mais tout cela est important, car c’est considérer la personne dans sa singularité et dans son histoire. Hors de cela, point de salut.

« Ensuite, je passe à l’examen clinique.

Il commence, bien entendu, par la mesure du poids et de la taille. C’est important, aussi parce qu’il n’est pas rare que des personnes aient en tête une taille supérieure à la leur. Un jour, une femme m’affirma mesurer 1,72 m – ce qui, à l’œil nu, me paraissait assez improbable – et ne me crut absolument pas quand, après l’avoir mesurée, je lui annonçais timidement un 1,60 m. D’ailleurs, je ne la revis jamais. Accepter la réalité, s’accepter tel qu’on est constitue une première étape qui, si elle n’a peut-être l’air de rien ici, est fondamentale.

« L’examen se poursuit par la prise de la pression artérielle avec un brassard adapté. Je sais bien qu’il y a toujours un effet “blouse blanche” – la personne étant un peu impressionnée, du coup sa tension monte – et qu’il faudra la reprendre plus tard, au calme, après la conversation.

Il est important de dépister les moindres signes d'apnées du sommeil, très fréquents, qui exposent à des complications pouvant être mortelles.

Ensuite, je palpe la thyroïde, je pose des questions sur les articulations, je regarde l'état cutané, je mesure la circonférence abdominale... Et j'interroge sur la prise ancienne ou actuelle de médicaments, car certains font vraiment grossir en provoquant des pulsions alimentaires irrépressibles.

« À la fin de cet examen et de cet interrogatoire, une première synthèse permet de cerner la problématique de la personne ainsi que la nature exacte de sa requête. Alors pourra être mise en place une stratégie. La réponse que j'oppose à la plainte de la personne sera nécessairement frustrante, car, quel que soit son recul, elle veut maigrir, si possible vite, et si possible encore définitivement ! Mon rôle est de l'aider à mûrir. En sortant de mon cabinet, peut-être est-elle déçue de ne se voir prescrire aucun régime et de ne recevoir de ma part aucune consigne sur le poids à atteindre et en combien de temps.

« Lors des consultations suivantes, le projet thérapeutique s'élabore peu à peu et les objectifs mis en place sont régulièrement réévalués, car aucune situation ne doit rester figée. Une personne peut tout à fait persister dans une demande quasi magique d'amaigrissement. C'est normal, car elle a dû être abîmée par des années de pratiques alimentaires bridées par des contraintes et des interdits. En général, en consultation, la pensée qui domine est : aucun amaigrissement ne peut être obtenu sans restriction calorique, et cela pour maintenir la motivation. J'entends souvent : "Je comprends ce que vous me dites, docteur, mais donnez-moi tout de même un coup de pouce pour me motiver !" Il me revient également de repérer des signes de décompensation psychique quand une personne ne tenait que grâce à son surpoids. Ses kilos en trop, c'était la partie émergée de l'iceberg.

« L'un des risques principaux du suivi en nutrition, c'est l'appauvrissement de la relation thérapeutique, qui peut s'enfermer dans une routine. Je dois rester vigilant, je dois demeurer un guetteur. Les consultations ne se résument pas à une pesée, à la mesure de la circonférence abdominale et à la surveillance du carnet alimentaire... Je suis un peu comme un acteur qui rejoue la même pièce de théâtre, soir après soir : si c'est toujours le même texte, c'est à moi de l'incarner différemment à chaque fois.

« Aux personnes qui viennent me voir, je dois leur fournir des objectifs réalistes et tenables, et j'apprécie quand quelqu'un prône par lui-même la prudence à l'égard d'une perte trop rapide.

« Combien de temps dure un suivi nutritionnel ? C'est variable. Tandis que certains de mes patients viennent me voir d'une manière très irrégulière, allant jusqu'à interrompre nos relations par des phases longues de plus de quinze ans – oui, ça arrive ! –, d'autres disparaissent pour de bon, mais me donnent indirectement de leurs nouvelles en m'envoyant une connaissance, proche ou amicale. Cela me fait toujours très plaisir de m'assurer qu'ils ne vont pas trop mal. Parfois, ils reviennent après avoir cédé aux sirènes médiatiques de telle vedette médicale et, souvent, admettent qu'à défaut de maigrir avec moi, au moins ils n'ont pas regrossi !

« L'état d'une personne en surpoids peut réclamer une prise en charge médicale ponctuelle, qui sera parfois relayée, à l'extérieur, par le soutien d'un groupe, d'un coach ou d'une diététicienne. En revanche, l'obésité – ou plutôt, comme je le dis souvent, les obésités – est une maladie chronique inguérissable, qu'il faut prendre en charge au long cours. »

Ne passez pas votre vie sur une balance.

Ne faites pas de votre poids une obsession : ne vous pesez pas plus d'une fois par semaine, toujours sur la même balance, le matin, à la même heure, à jeun, en petite tenue et après avoir uriné. Ne vous pesez pas dix fois dans la même journée, car vous obtiendrez dix poids différents, ce qui vous stressera, et c'est tout ! Et si vous vous pesez à chaque fois que vous mangez, vous risquez d'en tirer des conclusions hâtives, donc fausses, qui ne présentent aucune logique médicale. Par exemple : « J'ai mangé 100 g de fraises et j'ai pris 200 g sur la balance, donc les fraises font grossir » ! Si vous aviez mangé de la poutine canadienne – des frites avec une sorte de mayonnaise – et que vous aviez maigri, vous vous seriez resservi ?...

Chez vous, n'investissez pas dans une balance impédancemètre. Sa mesure restera peu fiable. Et, de nouveau, vous en ferez une obsession.

Qu'est-ce que c'est, l'impédance ? C'est une technique non invasive d'évaluation simple et reproductible de la composition du corps. Le principe repose sur la transmission du courant électrique par les tissus biologiques et par la résistance que lui opposent certains tissus. C'est une mesure indirecte de l'eau ; par soustraction au poids corporel, on détermine la masse grasse. Attention : par cette technique, on a tendance à surévaluer la masse maigre des personnes obèses, mais cela se corrige avec l'amaigrissement.

INFO

LA MALBOUFFE EN FRANCE ET AUX ÉTATS-UNIS

✔ Comparés aux États-Uniens, les Français mangent moins souvent dans la journée.

✔ Ils font davantage varier leurs aliments.

✔ La France reste un pays de métissage culinaire. En 2013, le couscous est toujours placé numéro un parmi les plats préférés. Les nouveaux arrivants sur le sol font profiter de leur culture les Français anciennement installés et se réapproprient celle de ces derniers en la revisitant. Face à la mondialisation du goût, c'est notre chance et notre planche de salut.

D'autres points sont plus négatifs :

✔ ce sont les générations les plus âgées ainsi que les femmes qui diversifient le plus leur alimentation ;

✔ ceux qui peuvent inquiéter, ce sont surtout les enfants (la tranche d'âge des 3-14 ans), qui diversifient de moins en moins leur alimentation.

.../...

Avec certains appareils médicaux, la personne – à jeun – est allongée, au repos depuis 15 minutes, en situation de neutralité thermique. De nos jours, il existe des modèles très simples et assez peu coûteux, qui se présentent sous la forme d'une balance améliorée, mais qui offrent des résultats biaisés. En effet, seuls les appareils équipés de poignées sont dignes de confiance, car ils prennent en compte non seulement vos membres inférieurs, mais également votre tronc et vos membres supérieurs !

Alors, qu'en penser ? Oui, si c'est lors d'une consultation et que le surpoids est vraiment important. Non, si c'est chez vous ou dans une salle de sport. Quoi qu'il en soit, je trouve que ça vire à l'obsession, pour un intérêt médical somme toute assez faible.

› Parole de médecin

« **"Votre balance ne marche pas !"** "Ce n'est pas possible ! Je ne fais pas ce poids-là, c'est pas vrai !" "Chez moi, ma balance est juste et indique un poids moins élevé !" J'entends souvent ces réactions quand une personne se pèse à mon cabinet. La balance fait peur ! Mais si vous vous pesiez dix fois par jour, votre poids serait à chaque fois différent. Encore une fois, n'en faites pas une obsession. »

Apprenez à prononcer « absorptiométrie biphotonique ». S'il le faut vraiment.

Si une approche plus médicale est véritablement nécessaire, il existe un examen de référence de la composition corporelle : c'est la DXA, ou DEXA (*Dual Energy X-ray Absorptiometry*), en français « absorptiométrie biphotonique » à rayons X.

Cet examen a ma préférence. Il s'agit d'une méthode non invasive de balayage par rayons X de l'ensemble du corps. L'irradiation est faible – correspondant grossièrement à quinze jours de vacances en Bretagne – et permet d'analyser votre corps partie par partie – le bras gauche, le bras droit, le tronc, la jambe gauche, la jambe droite. On mesure alors les trois compartiments que sont la masse grasse (MG), la masse maigre (MM) et le contenu minéral osseux (CMO). La précision obtenue est de l'ordre de 3 %. Certains appareils fournissent une reproduction en couleurs des zones de gras, qu'elles soient sous la peau ou profondes.

L'avantage de cette « cartographie du gras », c'est qu'elle vous parle directement. La photographie, c'est vous ; parfois vous comprenez mieux, car désormais vous visualisez ce que le discours médical peine à vous faire prendre conscience. Et cela dans un sens comme dans un autre : il m'arrive de prescrire cet examen pour démontrer à une personne qu'elle n'est pas grosse ! « Alors, il est où votre gras ? » Elle doit alors se rendre à l'évidence. Et j'ai parfois approuvé certains patients qui voulaient maigrir : leur poids paraissait normal, mais la DXA authentifiait la présence nette de masse grasse intraviscérale selon une quantité supérieure à la normale – en quelque sorte des patients obèses de poids normal...

Cette technique coûteuse trouve sa place dans les hôpitaux et dans certaines structures privées. Le coût d'un examen va de 50 à 150 euros, la plupart du temps à la charge du patient – sauf s'il est réalisé lors d'une hospitalisation de jour. Pour l'heure, nous sommes encore limités dans le choix des appareils par la corpulence et le poids des individus.

INFO

Cela est constaté sur les principaux groupes – les céréales, les fruits et les légumes, les produits de la mer et la viande ;

✔ la mauvaise surprise vient aussi des jeunes (la tranche d'âge des 21-35 ans) et des plus de 65 ans : ils mangent moins bien que les Américains du même âge ! Sans doute y a-t-il déjà un « effet crise » : le budget accordé à l'alimentation régresse ; les jeunes se tournent vers des produits moins coûteux comme les sandwichs et se détournent d'aliments plus coûteux comme les fruits et les légumes, qui par ailleurs calent moins ; les étudiants ainsi que les personnes souffrent le plus des problèmes d'argent ;

✔ la nourriture industrielle n'est pas, d'une manière globale, plus saine aux États-Unis qu'en France ; aujourd'hui, on mange aussi gras dans les deux pays ; les menus américains contiennent moins de graisses saturées mais plus de glucides simples, provenant avant tout des boissons sucrées telles que les colas et les sodas.

INFO

INFO GASTRONOME

Depuis 2010, le « Repas gastronomique des Français » est inscrit sur la liste représentative du patrimoine culturel immatériel de l'humanité établie par l'Unesco. Une manière de rendre hommage au « bien manger » et au « bien boire » de chez nous.

Les règles de ce repas ?

✔ Comporter un apéritif, une entrée, un plat de poisson ou de viande accompagné de légumes, un fromage, un dessert et un digestif !

✔ Utiliser des produits de qualité, élaborer des recettes, soigner l'accord entre les mets et les vins et servir le tout sur une jolie table bien décorée.

✔ Ce repas a été honoré par l'Unesco au même titre que la cuisine traditionnelle mexicaine et le régime crétois, ou méditerranéen.

Retrouvez le plaisir de manger normalement... afin d'éviter de grignoter, de dévorer ou d'ingurgiter à tout prix. Mais si, c'est possible !

Comment ça marche ? Votre cerveau, qui est le chef d'orchestre, va transformer le goût que vous percevez au contact d'un aliment en un plaisir gustatif. Cela dépend de votre apprentissage alimentaire, de la manière dont vous avez éduqué votre cerveau – ou de la manière dont vous allez désormais le faire.

Votre cerveau est composé de neurones : ces derniers libèrent des neurotransmetteurs, dont le rôle est – comme leur nom l'indique... – de transmettre les messages nerveux. Et les régions de l'hypothalamus participent à la création des sensations de plaisir.

Une substance appelée sérotonine est fondamentale : fabriquée au niveau du tronc cérébral, cette monoamine est un médiateur essentiel, en particulier pour ce qui est du sommeil, pour accéder au plaisir, réguler et harmoniser l'humeur, ou encore contrôler la satiété. Elle vous aide à vous sentir rassasié, donc à réduire les portions de nourriture que vous consommez au cours d'un repas.

Tandis que certaines personnes seraient, sur le plan génétique, capables de transporter de grandes quantités de sérotonine, d'autres ne le pourraient pas.

Boris Cyrulnik, le célèbre neuropsychiatre, explique ainsi : pour avoir l'impression d'exister, les « gros transporteurs » recherchent les sensations fortes, prennent des risques et tournent facilement la page ; à l'opposé, les « petits transporteurs » seraient hypersensibles, réagiraient d'une façon plus émotive aux événements de la vie et seraient bien intégrés dans la société.

Et vous, quel transporteur êtes-vous ?! Votre teneur en sérotonine varie selon les saisons. Parce qu'elle est plus basse l'hiver que l'été, sans doute avez-vous tendance à manger davantage les jours gris et sombres. Un environnement lumineux est donc très important. Et quand il y a déficit en sérotonine, des crises de boulimie, de fringale ou de remplissage alimentaire mal contrôlé risquent d'apparaître, ainsi que la recherche immodérée du goût sucré. Le précurseur de la sérotonine est un acide aminé essentiel : le tryptophane.

INFO

MOINS DE TEMPS

Nous consacrons moins de temps à préparer nos repas que nos parents.

✔ En 1975, on passait environ 1 h 30 à préparer.

✔ En 2008, nous n'y passons plus que 30 min.

› Parole de médecin

« Si quelqu'un, en consultation, me dit : "Moi, mon problème, c'est que j'aime bien manger !", je suis content et plutôt rassuré : le plaisir est là, ça va !
Le vrai problème, c'est quand quelqu'un me dit : "Je n'aime pas manger", "Je mange vite pour ne plus y penser", ou encore :
"La nourriture est ma pire ennemie." Là, ça sera plus difficile. »

QUE FAIRE ?

Pour ne pas manquer de sérotonine, pratiquez régulièrement un sport, recherchez la lumière et, surtout, ne suivez pas de régimes et mangez équilibré : les aliments riches en tryptophane sont très nombreux. Attention : l'aspartame réduirait la sécrétion normale de sérotonine.

N'ayez plus peur de la nourriture, du mal qu'elle vous a fait ou de celui qu'elle pourrait bien vous faire. L'ennemi, ce n'est pas elle : c'est vous. Apprenez à apprivoiser cet ennemi qui somnole en vous...
À chaque fois que cela est possible, ne mangez pas tout seul.

Retrouvez le plaisir du partage et de la convivialité.

Bien manger, c'est manger ensemble. C'est connu : tous les pays où l'on mange tout seul devant sa télévision ou dans sa chambre, à n'importe quelle heure et hors de tout lien familial – par exemple aux États-Unis –, s'en sortent moins bien pour régler les problèmes de l'obésité. Car déjeuner ou dîner avec d'autres personnes permet de réguler son propre appétit.

INFO

ALIMENTATION ET PRÉCARITÉ

✔ Pour manger équilibré, il faut compter un budget minimal de 3,50 Ð par jour et par personne.

✔ Le rapport de Français adultes qui sont en insécurité alimentaire est évalué à 1 sur 10.

✔ L'alimentation constitue l'élément d'ajustement du budget.
Six millions de Français vivent en dessous du seuil de pauvreté (aux alentours de 950 Ð par mois).

✔ De nombreux aliments riches en graisses, en sucres, en calories et en sel sont plus abordables que les fruits et les légumes, mais seulement si on prend en compte le prix par rapport à l'énergie fournie. Si on compare le prix du produit avec la portion réellement consommée au cours du repas – la portion comestible –, alors ce sont les fruits, les produits laitiers et les céréales qui coûtent le moins cher. Il faut donc éduquer les consommateurs dans ce sens.

Suivez le modèle alimentaire français, parce c'est le meilleur du monde... D'accord. Mais si tout n'était pas aussi rose que ça ? Essayons d'y voir clair.

On a l'habitude de présenter et de définir le modèle français comme le fer de lance de l'alimentation mondiale. La convivialité, la commensalité, la diversité des plats, l'équilibre des mets, le raffinement du goût ainsi que la structure des repas en trois parties sont considérés comme ses éléments fondateurs et indestructibles. Depuis 2010, la gastronomie française appartient au patrimoine culturel immatériel établi par l'Unesco. On pense et on dit la même chose du modèle de santé français : on se targue d'avoir le meilleur ou l'un des meilleurs au monde.

Et si tout cela commençait à ressembler à de la poudre aux yeux ? Et s'il fallait peut-être arrêter de se regarder le nombril en reconnaissant qu'il y a quelque chose de pourri dans le royaume de France ? et que tout ne va pas aussi bien qu'on tente de nous le faire croire ? Si certains points sont encore positifs, d'autres le sont beaucoup moins.

Aux États-Unis, du fait d'un individualisme forcené, l'alimentation est avant tout une histoire personnelle. Ce qui explique l'absence de modèle alimentaire américain ainsi qu'une disparité considérable entre les gens, avec des extrémismes qui relèvent parfois de pratiques hallucinantes. La France se tient plus dans une médiane, mais son modèle se fragilise beaucoup chez les 21-35 ans. Attention : cela risque de s'aggraver dans les années difficiles qui s'annoncent.

Restez vigilant. Tenez à choisir librement votre alimentation et à être bien informé par l'étiquetage complet des produits alimentaires.

Composez toujours vos repas en trois parties.

Une entrée, un plat, un dessert : ne sortez pas de ça. Ce sont vos traditions. Ne les perdez pas.

Retrouvez le plaisir de cuisiner maison.

À cela plusieurs raisons.

Vous préparez la juste portion, c'est-à-dire celle qui est vraiment adaptée à vos besoins.

Vous cuisinez plus sain, car vous contrôlez l'apport en matières grasses ajoutées.

Vous respectez le rythme des saisons dans l'achat des fruits et des légumes.

Vous partagez votre savoir-faire et transmettez à vos enfants une culture culinaire, un goût et un plaisir de faire soi-même. Et la cuisine familiale est toujours moins coûteuse que les plats tout préparés.

Diversifiez votre alimentation.

Mangez de tout : vous l'aurez compris, c'est la clé de votre réussite ! Faites juste attention aux quantités des aliments trop gras ou trop sucrés, ou les deux.

Inspirez-vous des autres traditions culinaires.

Pour apporter de la diversité, prenez ce qu'il y a de mieux chez les autres – par exemple la cuisine japonaise ou la cuisine d'Asie du Sud-Est. Essayez tous les piments et les épices disponibles dans les autres traditions.

Réapprenez le sens du mot « frugalité ». Non pas restriction, mais tempérance. Et payez-vous ce luxe.

En mangeant frugalement, vous vous inscrivez dans une quête de sagesse, de tempérance, d'un esprit très oriental. Essayez de réduire vos portions et de cuisiner le plus possible, sans acheter de plats tout prêts.

Je réprouve la frugalité quand elle signifie restriction pour tous ceux qui enchaînent les régimes hypocaloriques sous couvert de régime antivieillissement. Et, dans cette socié-

INFO

EXPÉRIENCE

Vingt-neuf étudiantes n'ayant pas de problème de poids ont été réparties en 3 groupes : deux groupes d'intervention 1 et 2, et un groupe contrôle : dans le premier, les personnes mangeaient un repas test et recevaient des instructions au moyen d'un fichier audio ; dans le deuxième, elles mangeaient en lisant un article de journal ; dans le troisième, elles mangeaient sans aucune instruction. L'humeur des participantes était évaluée avant et après les repas.

À la fin du test, on a demandé aux jeunes femmes d'apprécier leur degré de mémorisation du repas via une échelle graduée - allant de « aucun souvenir » à « mémoire précise ». Résultats : le groupe 1 a moins grignoté pendant la collation de l'après-midi que les autres groupes. La sensation de faim était perçue comme moins intense et la mémorisation du repas plus précise. Conclusion : la mémoire épisodique permet à notre organisme de mieux saisir, en particulier, les signaux physiologiques de la satiété.

té occidentale de l'abondance, vous avez le luxe de pouvoir manger frugalement. Profitez-en.

Arrêtez de vouloir tout contrôler : lâchez du lest. Sinon c'est vous qui finirez par être lesté…

Je sais que c'est difficile, car tout dans notre société conditionne les hommes comme les femmes – mais pas de la même façon – à offrir une façade de maîtrise parfaite. Il faut être jeune et dynamique, mince et musclé, souriant et séduisant. Alors on se prive, on s'affame, on compense, on triche, on déprime, on s'effondre…

Comment résister à la pression ?

En commençant tout d'abord par se dire que les autres – votre voisin, votre collègue ou le passant – vivent la même chose que vous. Mais si mais si. Et en osant en parler.

› Parole de médecin

« **Les hommes et les femmes** ne réagissent pas de la même manière face à leur surpoids.

Le plus souvent, un homme ne vient pas de sa propre initiative à une consultation de nutrition. Soit c'est son médecin qui l'envoie – et il a alors une lettre de prescription –, soit c'est sa femme qui l'accompagne et qui l'a convaincu de faire quelque chose. “Parce que j'ai envie de garder mon mari”, me dit-elle.

En règle générale, une femme vient seule. Pas de lettre de médecin ni de mari pour l'accompagner. Souvent, sur un plan médical, elle n'a pas besoin de maigrir, mais quelque chose lui pèse.

Tandis que les hommes viennent pour des raisons médicales, les femmes viennent car elles sont en souffrance.

Apprenez à manger en étant relaxé. Être zen, c'est toujours mieux avant la première bouchée. Après, c'est parfois trop tard, et vous ne parviendrez plus à vous arrêter.

Cette maxime, les bouddhistes l'appliquent depuis très longtemps. Peu à peu, commencez à prendre conscience de votre tendance à gober votre nourriture au lieu de l'aborder sereinement. Donnez du temps au temps. Résistez à cette tendance d'aujourd'hui à tout avaler tout cru tout rond.

INFO

CHAUD, MAIS PAS TROP VITE !

Développé par une *start up* implantée au Texas, un plat en céramique peut maintenir un plat au chaud pendant 30 min, ce qui permet de ralentir la vitesse d'absorption, donc limite le volume ingéré. C'est parfait pour tous ceux à qui on a dit depuis tant d'années qu'il fallait manger vite afin de manger chaud ! Ils vont enfin pouvoir prendre leur temps.

Faites-vous un petit exercice en cinq étapes :

1. Posez vos couverts.

2. Mâchez soigneusement en baladant les aliments d'un côté à l'autre de la bouche afin que vos molaires les broient efficacement.

3. Ne parlez pas en mangeant.

4. Mangez en pleine conscience : portez toute votre attention sur la sensation offerte par l'aliment dans votre bouche et sur la finalité de chaque bouchée. Vous recentrer sur vous-même permet de mieux appréhender la légitimité de chaque bouchée pour vous poser cette question : « Mon corps a-t-il vraiment besoin de ça ? »

5. Une fois par semaine, programmez avec vos amis un repas en pleine conscience : choisissez un endroit non pollué ni par les bruits extérieurs ni par la musique en fond sonore. Cela vous aidera à écouter votre corps, à suivre votre respiration et à ressentir l'interactivité entre la nourriture et vous-même.

Cette transmutation d'un aliment extérieur qui devient vous est une étape zappée dans notre monde dit moderne.

Tout commence dans la bouche. Mastiquez donc consciencieusement.

Longtemps et à tort, on a minimisé l'importance de la bouche et de la mastication pour ne s'intéresser qu'à l'étape digestive du bol alimentaire. Mais cela est essentiel si vous voulez revoir et apaiser votre rapport à la nourriture ! Car tout commence donc dans la bouche : broyer les aliments, et les faire passer d'un côté à l'autre des molaires, permet d'extraire les nutriments en des particules fines, ce qui favorise leur biodisponibilité.

Faites-le donc tranquillement, à votre rythme. Et ne choisissez pas d'aliments trop mous, trop faciles à mâcher et à avaler : vous mangerez plus, vous consommerez donc plus de calories et les nutriments, indispensables à votre santé, seront moins bien assimilés. En ce domaine, la lenteur sera votre amie.

Déguster, manger, avaler, déglutir : ce n'est pas pareil. Prenez le temps qu'il vous faut.

Certaines personnes ont peur ou ont horreur de garder un aliment dans leur bouche. Du coup, elles avalent direct. Elles ne mâchent pas, ne veulent pas savoir ce qui se passe entre leur palais et leurs molaires et engloutissent le problème... Certaines sont méfiantes – « Qu'est-ce que c'est que ça ? » –, d'autres ont l'impression d'avoir la mort en elles – « C'est du cadavre que je suis en train d'absorber, qui est en moi »... Elles ne dégustent pas, ne mâchent pas : elles ne font plus que déglutir. De là à manger outre-mesure, il n'y a qu'un pas.

Au-delà des pathologies plus ou moins graves que ce comportement peut refléter, faites tout de même attention à certaines mauvaises habitudes : « manger sur le pouce », dans le bruit, dehors, en se pressant peut parfois conduire à ça. Dans la mesure du possible, « prenez votre temps » : car il est à vous.

Prenez soin de vos dents. Réconciliez-vous avec votre dentiste avant qu'il soit trop tard et que cela vous coûte trop cher.

Faites de la prévention : préservez un état dentaire excellent. Cela vous permettra de manger tranquillement et d'éviter également toutes sortes de désordres digestifs. Brossez-vous les dents de haut en bas plusieurs fois par jour. Allez régulièrement chez votre dentiste favori pour un détartrage. Mais comment conseiller à certains de mes patients de mâcher consciencieusement alors que leur bouche est devenue un véritable cimetière dentaire et que le moindre implant coûte 3 000 € au bas mot ? Un Français sur deux a une dent manquante au moins, ce qui signifie que la dent antagoniste ne sert à rien et risque fort de se déchausser.

Faites un test : Devenez le photographe de vos repas.

Essayez de vous souvenir de votre dernier repas. Pourquoi ? Parce que cela permet de manger moins au repas suivant. Démonstration.

À chaque repas et pendant une semaine, photographiez le contenu de votre assiette. Pour voir où vous en êtes. Pour vous rendre vraiment compte, de l'extérieur, de ce que vous ingurgitez. Peut-être aurez-vous des surprises ? Et si vous avez choisi de vous faire suivre par un nutritionniste, montrez-lui les clichés. Moi, je pratique cette méthode avec certains de mes patients. Ainsi, on peut parler de choses concrètes.

Découvrez les vertus de la « restauration lente » en ce monde où tout va trop vite.

Le *slow food* est entré en guerre contre le *fast food* ! En bon français, ce mouvement, également appelé « écogastronomie » et né en Italie à la fin des années 1980, entend bien lutter contre les ravages de la restauration rapide et de la nourriture fabriquée par l'industrie agroalimentaire en général. C'est le lent contre le rapide.

Le *slow food* revendique une philosophie du plaisir, veut nous faire prendre conscience de la provenance de nos aliments, et de qui produit et comment. Il prône l'accès à une véritable éducation du goût qui, libre et éclairée, vous permet, aujourd'hui et demain, pour vous et pour vos enfants, de déterminer plus sereinement vos choix alimentaires (slowfood.fr).

INFO

INFO HYPER

Un hypermarché propose plus de 30 000 produits alimentaires différents.

Comment s'y retrouver ?

Sachez ce que vous voulez avant de faire vos courses dans ce palais de la nourriture !

Non, vous n'êtes plus obligé de finir votre assiette. Et si vos parents avaient eu tort d'ériger ce conseil en règle absolue ?...

Comme moi, sans doute appartenez-vous à une génération qui a été éduquée à finir son assiette. Parce qu'on ne laisse rien, parce qu'on mange tout ce qui nous est servi, parce que c'est une règle de politesse, parce que c'est une manière de rendre hommage au maître ou à la maîtresse de maison, parce qu'on ne gâche rien, parce que le gaspillage est honni... Tout cela est vrai ; il suffit juste de servir de plus petites quantités, et tout ira bien.

Positivez la nourriture et méfiez-vous du reste.

Même si cela ne concerne pas directement votre objectif minceur, le fait de vous nourrir sainement est tout de même un plus. Or, manger paraît aujourd'hui perçu comme un acte qui présente plus de risques qu'autrefois. Cela n'est pas faux. En effet, depuis des décennies, les crises et les scandales dans les domaines alimentaire et sanitaire n'ont cessé de se multiplier, en Occident et ailleurs, et avec eux la défiance de plus en plus grande à l'égard du corps médical et de l'industrie agroalimentaire. Comment résister à cette avalanche qui s'est abattue sur nous ?

Je pourrais donc citer l'encéphalite spongiforme bovine – la trop célèbre « vache folle » qui a secoué la fin des années 1990 –, les salmonelloses, la contamination des graines germées par la bactérie *Escherichia Coli*, les listérioses, les dioxines, les farines animales, le méthylmercure et les poissons pélagiques, la raréfaction du thon rouge due à la pêche intensive, le caramel E150d au sulfite d'ammonium dans le Coca Cola commercialisé en Europe, l'excès aberrant de taurines et de caféines dans les boissons énergisantes, la méfiante récurrente à l'égard des féculents, les nouvelles alarmantes sur les pesticides et les herbicides contenus dans les fruits et les légumes, les horreurs sur les phtalates, le bisphénol A présent dans les emballages et autres perturbateurs endocriniens... Je continue ?

Qu'est-ce que je voulais dire ? Ah oui : positivez la nourriture et méfiez-vous du reste. Et pourquoi ne mangeriez-vous pas bio ?...

Allez le moins possible au fast-food.

Soyez parcimonieux avec la *junk food* – la malbouffe, le fast-food, la nourriture industrielle, l'*american way of food*..., appelez-la comme vous voulez. Car une étude révèle que manger de la junk food a des effets néfastes sur la santé mentale. Comment ? En créant chez ceux qui la consomment un sentiment de dépression. Selon une étude, les mangeurs usuels de pizzas, de hot dogs et autres hamburgers ont environ 50 % de risque supplémentaire de développer une dépression que ceux qui n'en mangent qu'à l'occasion.

Célibataire, peu actif sur le plan physique, fumeur et travaillant plus de 45 h par semaine : tel est le profil du mangeur de fast-food. La *junk food* provoquerait quelque 40 000 morts chaque année en Angleterre.

Par ailleurs, selon une étude récente, manger trop souvent des aliments à très haute teneur en graisses et en calories produirait le même effet que consommer des drogues. C'est l'addiction. On tend à perdre le contrôle de son comportement alimentaire. On n'arrive plus à s'arrêter. Ça vous tente ?...

QUE FAIRE

Mes recommandations raisonnables

- Maigrissez pour vous, pas pour les autres.
- Arrêtez de croire aux miracles, donc aux régimes.
- Respectez votre corps : c'est la meilleure manière de vous respecter.
- Autorisez-vous des écarts.
- Interdisez-vous les interdits.
- Fixez-vous des buts raisonnables.
- Visez des étapes marche après marche.
- Organisez-vous.
- Luttez contre la procrastination : ne remettez pas à demain ce que vous pouvez faire aujourd'hui.
- Développez une pensée positive.
- Éliminez les sentiments négatifs.
- Arrêtez de vous tracasser.
- Ne vous vivez plus comme un bouc émissaire.
- Apprenez à dire non.
- Ne cherchez pas à faire le meilleur mais plutôt le moins pire.
- Soyez extraverti.
- Sortez, voyez des gens, adhérez à une association, à un club, à un groupe.
- Aimez-vous, aidez-vous, acceptez-vous.
- Soyez vous-même.

2

Développez votre vigilance et votre sens critique

Le moment des courses est crucial : arpentez les rayons le ventre plein, soyez aux aguets, lisez les étiquettes et apprenez à déjouer tous les pièges qui sont tendus pour vous faire acheter trop !

De retour à la maison, respectez quelques règles nutritionnelles de base. Et rappelez-vous : ne mangez jamais triste !

INFO

LE MENSONGE AMÉRICAIN

Le sirop de glucose-fructose, ou *High Fructose Corn Syrup* (HFCS), a été introduit aux États-Unis à la fin des années 1970. À cette période, les producteurs américains de maïs avaient sur les bras des stocks considérables dont ils ne savaient de faire et qui représentaient pour eux un manque à gagner substantiel. Ils cherchèrent donc un moyen de se débarrasser de ces stocks trop coûteux. Pour la plupart d'entre eux, ces producteurs appartenaient à l'électorat républicain.

Au début des anées 1980, l'administration, dirigée par le gouvernement – républicain – du président Ronald Reagan, voulut les satisfaire : volontairement, il introduisit dans les produits alimentaires ce sirop de maïs en lui donnant une forme inédite.

De l'art et de la manière de faire disparaître des stocks en surplus, de fabriquer un sucre à faible coût et de faire avaler au public un nouveau produit !

Faites vos courses après les repas. Ça sera tout bénéfice : et pour votre silhouette et pour votre porte-monnaie.

Allez toujours faire vos emplettes le ventre plein, quand plus rien ne vous tente.

Vous pouvez essayer un exercice amusant, que je conseille à certains de mes patients : je leur demande de me montrer le ticket de caisse du magasin selon qu'ils ont fait leurs courses à jeun ou non. Allez-y : je suis sûr que, dans un cas comme dans l'autre, vous serez surpris par la liste de vos achats.

Faites vos courses près de chez vous.

Pour aborder les choses d'une manière nouvelle, essayez de changer d'épicerie ou de supermarché, et misez sur la proximité. Des études sociologiques ont montré que, pour un endroit déterminé, la clientèle est fidélisée : en quelque sorte, le magasin ressemble désormais à ses clients. Pour modifier vos habitudes, changez de crèmerie !

Des chercheurs de l'Inserm, l'Institut national de la santé et de la recherche médicale, vont plus loin encore : ils ont constaté que faire ses courses dans une enseigne hard discount prédisposait à être plus enrobé. Même chose si le supermarché est situé dans une zone géographiquement défavorisée ou éloignée du domicile.

À noter : moins de 12 % des personnes achètent leurs provisions près de leur lieu d'habitation. Si la raison est sans doute avant tout économique, réfléchissez tout de même à cela : car cette transformation de vos habitudes peut aussi vous aider à retrouver la ligne.

Lisez les étiquettes des produits que vous vous apprêtez à acheter. Si si, vous verrez, c'est très intéressant.

Prenons un exemple.

Actuellement, si vous lisez « sucres » sur un emballage, cela signifie que le fabricant a ajouté à la saveur sucrée de son produit plusieurs glucides simples : du glucose, du fructose, du lactose, du sirop de glucose-fructose, du saccharose... En règle générale, ces différents sucres coûtent très peu cher à fabriquer aux industriels de l'agroalimentaire.

Quand le mot « sucre » est écrit au singulier sur un emballage, il désigne uniquement le saccharose, qui est une association naturelle de glucose et de fructose.

INFO

DÉPENSES CALORIQUES

- ✔Un homme dépense en moyenne 2 500 kcal par jour.
- ✔Une femme dépense en moyenne 1 855 kcal.
- ✔Cela représente à peu près 2,7 kilos d'aliments et de boissons par jour.
- ✔Les enfants (de 3 à 17 ans) consomment 1,8 kilo de nourriture solide et liquide par jour.
- ✔Plus de la moitié de nos apports alimentaires se fait sous une forme liquide.

Boycottez le sirop de glucose-fructose !

Ne laissons pas, en France, le sirop de glucose-fructose tout envahir, comme cela a eu lieu aux États-Unis. Selon certaines études, il existe un lien entre l'arrivée de ce sirop dans les produits alimentaires américains et l'explosion de l'obésité.

Pourquoi ? Parce qu'une forte consommation de cet ingrédient suffit à perturber l'équilibre des acides gras dans le sang, des triglycérides et du cholestérol ; il possède un effet rassasiant moindre, bloque l'oxydation des lipides et altère le fonctionnement du foie. Et, à plus ou moins moyen terme, il possède des effets néfastes sur la santé, provoquant de l'obésité, on vient de le dire, ainsi que du diabète et des maladies cardiovasculaires.

Le fructose – qui est un sucre simple, naturellement présent dans les fruits – a donc été utilisé pour remplacer le saccharose – qui est un sucre composé à la fois de glucose et de fructose. Issu de l'amidon de maïs, le fructose américain sert d'édulcorant dans les boissons, les pâtisseries et autres produits sucrés. Il est très certainement responsable de la stéatose hépatique – le foie est trop gras, trop riche en triglycérides –, donc d'une prise de poids dans la région abdominale.

> **INFO**
>
> **LE LIQUIDE, LES AMÉRICAINS ET NOUS**
>
> La part de l'énergie apportée sous une forme liquide est beaucoup plus élevée aux États-Unis qu'en France – ce qui n'a rien d'étonnant, mais pour combien de temps encore ?
>
> ✔ Les Américains consomment 4,5 fois plus de sodas que les Français.
>
> ✔ Ils ingurgitent 3 fois plus de jus de fruits que nous.
>
> ✔ Ils boivent 2,3 fois plus de lait que nous.

En résumé, ne vous vouez pas à tous les sucres.

• Éliminez tous les produits contenant du sirop de glucose-fructose. C'est marqué sur l'étiquette : il se trouve dans les pâtisseries industrielles les plus bas de gamme, dans certains pains d'épices, des confitures, des sirops et des sodas, mais aussi dans des plats cuisinés, des sauces, des charcuteries... Car le sirop de glucose-fructose est aussi utilisé comme « exhausteur de goût ».

• Méfiez-vous des produits qui mentionnent la présence de « sucres » au pluriel.

• Évitez le sirop de glucose, car les produits qui en contiennent ont un indice glycémique très élevé.

• Préférez les produits contenant du « sucre », au singulier, ou du sirop de sucre. N'en consommez pas trop, c'est tout.

Parler de glucides simples ou complexes est plutôt dépassé, c'est vrai. Il faut davantage s'intéresser à l'indice glycémique des aliments. Mais attention : vous mangez de la nourriture, pas de l'indice glycémique. N'en faites donc pas une obsession. Et continuez à manger des aliments riches en glucides...

Plusieurs études le démontrent et c'est frappant : il y a une relation inverse entre la corpulence d'une personne et ses apports en glucides.

Cela signifie quoi ? Plus une personne est forte, moins elle consomme de sucres. Ou dans l'autre sens : moins une personne a des soucis de poids, plus elle consomme de sucres... D'ailleurs, la plupart des régimes à succès, qui prônent un appauvrissement de votre alimentation en graisses, ou lipides, incitent à augmenter, en proportion, la part des sucres. Comment ? En consommant des aliments riches en fibres tels que les légumes et les fruits.

Ce qui pose problème dans notre manière de nous nourrir aujourd'hui, c'est avant tout la trop grande richesse de nos menus en aliments gras et sucrés.

Car le sucre améliore les qualités gustatives du repas, notamment s'il contient des lipides. Si votre balance énergétique est positive – c'est-à-dire si vous mangez plus que ce dont vous avez réellement besoin pour faire fonctionner votre organisme –, il vaut mieux que cette balance penche plutôt du côté des glucides – car l'oxydation des lipides favorise le stockage de l'énergie dans les cellules graisseuses, donc facilite la prise de poids.

Le rôle de l'indice glycémique dans la régulation de votre équilibre énergétique reste un sujet controversé.

Je répète à mes patients qu'ils ne mangent pas de l'indice glycémique, mais un repas fait de composants multiples ! L'indice glycémique varie selon l'environnement alimentaire dans lequel se retrouve le produit riche en sucre. On ne peut donc pas en conclure qu'il existe un effet positif ou négatif sur la prise de poids. Car c'est beaucoup plus complexe que cela.

Je pense qu'il ne faut pas vous obséder avec une liste d'aliments à indice glycémique bas. Je ne vous en fournirai pas, ne comptez pas sur moi, car cela ne vous sera pas d'un aussi grand secours. Restez plutôt zen : n'ajoutez pas une obsession de plus à toutes celles qui vous empoisonnent déjà largement l'existence.

INFO

INFO IDÉE FAUSSE

Le saccharose n'est pas indispensable à notre survie

Le saccharose est composé de deux sucres, le glucose et le fructose, qui, eux, sont présents dans les fruits et sont dispensés dans le tube digestif de notre organisme lors de la digestion des glucides complexes – par exemple dans le pain ou d'autres céréales.

Pendant trois millions d'années, nous ne disposions pas de sucre de table !

Nombreux sont pourtant ceux qui restent persuadés qu'on doit sucrer son alimentation pour vivre : eh bien, c'est archifaux.

**Faites attention aux boissons sucrées.
Car ça se laisse boire bien trop vite, bien avant que votre cerveau puisse vous arrêter !**

Le problème, ce ne sont pas les sucres en général, mais avant tout la forme sous laquelle vous les consommez. Boire un glucide simple, ce n'est pas du tout la même chose que manger un glucide consistant. Dans la nature, avez-vous trouvé des arbres à jus de pomme ? Non, il n'y a que des pommiers !

Notre cerveau reptilien – c'est-à-dire la partie la plus primitive de notre cerveau, apparue il y a des centaines de millions d'années, quand les poissons quittèrent l'eau pour devenir des batraciens à l'air libre… – sait très bien reconnaître et analyser une pomme, et savoir ce qu'elle fera dans notre organisme. Mais il se trouve fort dépourvu quand il se voit face à un jus... Il est en quelque sorte complètement perdu et honteusement trompé par ce liquide qui n'offre pas le même effet sur le rassasiement. Du coup, il ne vous envoie aucun signal d'arrêt, même quand vous avez sifflé la moitié de la bouteille !

Ne pensez pas que les édulcorants vous feront gagner des calories de sucres. Car c'est le contraire qui risque peut-être de vous arriver.

On distingue deux catégories d'édulcorants :

- **les édulcorants naturels,** par exemple le saccharose, tout simplement ;
- **les édulcorants de synthèse,** par exemple l'aspartame – qui a fait couler beaucoup d'encre et déchaîné de nombreuses polémiques – et la stévia, la petite dernière, promue depuis peu sur le marché français. Ces derniers appartiennent à la famille des édulcorants intenses, qui regroupe également la saccharine et le sucralose. Il en existe d'autres : ainsi la famille des polyols – par exemple le maltitol ou le xylitol –, qui se trouvent dans les chewing gums et dans les bonbons dits « sans sucre ».

Tandis que le pouvoir sucrant de l'aspartame est deux cents fois supérieur à celui du saccharose, celui de la stévia est trois cents fois supérieur à celui du saccharose ! À terme, cette stévia, forte de son succès – elle représente aujourd'hui plus de 20 % des ventes d'édulcorants intenses – fera disparaître son rival. Mais le problème posé par les édulcorants de synthèse en général restera entier.

À la différence du saccharose, un édulcorant de synthèse ne vous apporte aucune calorie et peut donc être consommé quand vous souhaitez contrôler votre poids. Mais attention, car de nombreuses études ont démontré que l'aspartame augmente l'absorption du glucose : au prochain repas, votre organisme repérera le vrai sucre que vous lui proposez et en profitera au centuple ! Cela produira donc l'effet inverse que celui que vous recherchez. Par ailleurs, la discussion sur son innocuité demeure, même si sa commercialisation est toujours libre ; l'Autorité européenne de sécurité des aliments (EFSA) a juste conseillé d'en limiter la consommation.

Pour ma part, je n'oblige personne à en prendre. Vous pouvez de temps à autre vous offrir une boisson « light », sucrée aux édulcorants – surtout si vous avez du diabète – pour partager un moment plaisir avec vos amis et ne pas vous sentir condamné à vie à l'éternel Perrier rondelle. À force, ça peut lasser et provoquer l'effet inverse – on se jette sur le premier vrai sucre qui passe ! Pas de terrorisme alimentaire ni de terrorisme antisucre !

Sachez-le : un édulcorant ne vous aidera pas à maigrir. Essayez plutôt de vous déshabituer peu à peu du goût sucré à tout prix : ne dégainez pas votre boîte à sucrettes à tout bout de champ.

Vous n'êtes pas aidé, je sais ! Mais cela n'est pas une raison... Armez-vous de vigilance.

En Europe, il est difficile de s'y retrouver en matière d'étiquetage nutritionnel. En effet, on ne recense pas moins de vingt systèmes d'étiquetage et, rien qu'en France, au moins dix formats d'étiquetage...

Méfiez-vous des aliments étiquetés « bons pour la santé ». Car, ainsi rassuré, vous aurez tendance à en manger plus. Ce qui est une grave erreur.

Si vous consommez un produit alimentaire qui est présenté par son fabricant comme étant « bon pour la santé », sortez vos antennes et développez votre sens critique.

D'une part, cette allégation n'engage que ce représentant de l'indu trie agroalimentaire : rien n'indique que cela soit vrai. D'autre part, vous aurez tendance, parfois s'en vous en rendre compte, à sous-évaluer son apport calorique, donc à en manger de plus grandes quantités. Et si vous ajoutez ce produit si bénéfique à un plat, de nouveau vous aurez tendance à croire que vous abaissez son apport calorique global ! Il ne faut donc pas penser en termes de plat complet, mais il convient d'examiner ses différents ingrédients afin d'estimer les calories élément par élément.

Sachez garder votre libre arbitre. Cultivez votre vigilance face à toutes les allégations santé qui vous sont assénées par les publicitaires et les industriels de tout poil, comme par certains allumés du corps médical ou paramédical. En inventant des slogans extraordinaires ou des labels insensés, du type « élu produit de l'année », on veut vous faire avaler n'importe quoi. Attention à l'arnaque.

Sachez repérer les additifs suspects et ceux qui sont toxiques.

De nouveau, apprenez à sélectionner vos produits et à lire leurs étiquettes plutôt que de suivre les plus ou moins bons conseils des industriels de l'agroalimentaire. Ce qui est valable pour les allégations santé, les plus ou moins bonnes informations nutritionnelles et les plus ou moins bons camouflages caloriques l'est tout autant pour les mentions des additifs présents dans la composition d'un aliment. J'avoue, c'est compliqué, et vous n'allez pas sortir avec ce livre à la main pour faire vos courses ni tout apprendre par cœur. Voici tout de même une liste de référence.

• Les additifs suspects – les études sont en cours – seraient les E125, E131, E141, E142, E150, E153, E171, E172, E210, E213, E215, E216, E217, E231, E232, E241, E338, E340, E341, E460, E462, E463, E465, E466 et E477.

• Les additifs toxiques – potentiellement cancérigènes – sont les E102, E110, E120, E123, E124, E127, E211, E220, E225, E230, E250, E251, E311, E330, E407 et E450. Ouf !

Si vous choisissez un produit allégé, n'en prenez pas deux fois pour compenser.

Un aliment allégé doit être pris et consommé pour ce qu'il est : un aliment où il y a moins de calories, où on a soustrait quelque chose. Ainsi, le lait demi-écrémé ou le beurre allégé sont de véritables produits allégés, et c'est très bien si vous n'en consommez pas deux fois plus. Sinon, autant prendre un seul yaourt au lait entier, plus onctueux et source de plaisir. Un « allégé » n'est pas là pour vous servir de bonne conscience.

Les produits allégés issus de l'industrie agroalimentaire contiennent beaucoup d'épaississants – parmi les épaississants naturels, citons la gomme arabique et les graines de caroube – et de gélifiants – par exemple la pectine et l'agar-agar. Ces agents donnent de la texture à l'aliment et permettent d'atteindre des températures de cuisson élevées. En parallèle, la teneur en graisses et/ou en sucres ajoutés est réduite.

Il n'existe ni bons ni mauvais aliments. Oubliez cette vision simpliste de la nourriture. Non, il n'y a rien à diaboliser ! Mais ouvrez l'œil et sachez décoder les publicités et vos perceptions erronées.

Apprenez peu à peu à vous y retrouver parmi les aliments et leurs calories. Pas si facile, car votre vision peut être biaisée par divers messages. Ainsi, un nutritionniste a montré qu'un Snickers miniature, qui affiche au compteur calorique 47 kcal seulement – j'ai bien dit « miniature »... –, était perçu comme plus calorique, donc comme faisant plus grossir qu'une salade composée de fromage, de carottes et de poires – alors qu'elle comprend 567 kcal !

En croyant bien faire, vous risquez donc de commettre des erreurs. Surtout, vous risquez de tomber, si cela n'est pas déjà fait, dans une conception du monde en deux parties : d'un côté les bons aliments, de l'autre les mauvais. Alors que cela ne correspond pas à la réalité. Certaines personnes vont jusqu'à se frustrer d'une envie passagère, parce qu'elles la considèrent comme non recommandable sur le plan nutritionnel. Erreur, erreur ! Et attention : c'est ici que commencent souvent certains troubles du comportement alimentaire.

Ne vous donnez pas bonne conscience : parfois, dès qu'on repère un aliment reconnu comme sain, on a tendance, du coup, à abaisser la valeur calorique totale du plat – et donc à se laisser aller. Ce n'est pas parce qu'il y a trois feuilles de salade maigrichonnes et une demi-rondelle de concombre qu'elles vont faire fondre l'énorme cheeseburger au milieu de l'assiette... Cela paraît simple voire évident, mais regardez attentivement les publicités de certaines chaînes de restauration rapide : pour vous déculpabiliser, elles jouent à 200 % là-dessus en faisant naître en vous cette mauvaise perception.

Cette façon de classer les aliments en bons et en mauvais constitue l'un des travers des régimes restrictifs ; ce sont eux qui ont fortement contribué à faire émerger et perdurer ce genre d'idées fausses.

Les applications forme et santé sont un marché en pleine explosion. De même que la formation ou l'apprentissage en ligne – le *e-learning*. Tout cela peut vous aider.

Il existe ainsi un calorimètre virtuel en 3D, qui est une aide précieuse pour apprécier ce que vous ingurgitez vraiment. KcalMe est une application pour iPhone, iPad et bientôt sur tout support Androïd, qui visualise l'impact calorique réel

INFO

NE SUIVEZ PAS LE MAUVAIS MODÈLE AMÉRICAIN

✔Les Américains consomment en moyenne 3 747 kcal/jour. Les service de santé préconisent un apport de 1 600 kcal/jour pour une femme sédentaire et 2 200 kcal/jour pour un homme.

✔En 1970, un Américain mangeait 679 kg de nourriture par an. Aujourd'hui, il en ingurgite 805 kg.

✔La masse corporelle moyenne d'un Américain est estimée à 80,7 kg. La masse corporelle moyenne dans le monde n'est que de 62 kg.

✔Alors que les États-Unis ne représentent que 6 % de la population mondiale, ils représentent 34 % de la biomasse humaine du fait de l'importance de leur population obèse.

des portions absorbées (kcalme.blogspot.com). Ses créateurs – Arnaud Nonclercq, les Professeurs François Desgrandchamps et Éric De Kerviler et moi-même, Docteur Arnaud Cocaul – ont développé ici la technique d'estimation par portions. Vous pouvez évaluer élément par élément toutes les composantes de votre repas en les retrouvant dans une base de 7 500 produits alimentaires. Un outil pour se sentir moins seul face à la nourriture. Pour réviser certains de vos jugements et revoir des idées fausses.

Cette application vous permet de personnaliser votre profil calorimétrique personnel au moyen d'un avatar : il est vide au début de la journée et se remplit peu à peu selon vos apports alimentaires.

Le but du jeu est de ne pas dépasser les 100 % de remplissage, qui correspondent à votre niveau de dépense énergétique journalière. Si vous dépassez, rassurez-vous, vous n'explosez pas, mais vous prenez rapidement conscience de vos dérapages, ce qui vous permet de vous corriger par la suite.

Aucune stigmatisation, aucun poncif lénifiant, aucune moquerie, aucun interdit ni aucun dogme ne polluent le discours.

Ne vous laissez pas avoir par les grosses portions. On vous pousse à consommer. Résistez !

Les offres de menus XXL à des prix cassés incitent à la surconsommation, attirant des clients souvent peu fortunés qui en veulent pour leur argent.

Attention : un gobelet qui contient deux fois plus de soda n'apparaît que moitié plus gros que le format juste en dessous. Si cet effet d'illusion sert les industriels, en revanche il dessert vraiment le maintien de votre ligne. Ainsi, la bouteille Yop a connu une prise de poids importante, passant de 750 à 850 g, soit l'équivalent de quatorze morceaux de sucre !

Servez de petites quantités dans les assiettes. N'achetez que des produits ou des plats proposés en quantités raisonnables.

Si vous avez une petite portion dans votre assiette, vous allez faiblement surestimer les calories du plat proposé. Tandis que si vous avez devant vous une grosse portion, vous allez fortement sous-estimer les calories du même plat. Autrement dit, plus c'est abondant, plus on mange ! Si vous vous servez un petit peu de pâtes, cela va vous suffire et vous vous sentirez rassasié et heureux. Mais si vous vous servez une plâtrée de pâtes, vous allez tout dévorer et, au bout du compte, vous sentir mal et coupable.

INFO

TOUT AUGMENTE

✔En 1950, la bouteille de Coca faisait 768 ml.

✔Aujourd'hui, le maxi-gobelet fait, à lui seul, 620 ml.

Depuis ces vingt dernières années, les conditionnements des produits alimentaires n'ont cessé de prendre du volume : cela s'avère plus rentable pour les industriels et cela est perçu, à tort, comme plus économique par les consommateurs. Soyez vigilant et ne vous faites pas flouer !

6 CHOSES QUI FONT GROSSIR

- Regarder la télévision en mangeant.
- Manger tous les jours au fast-food.
- Les régimes.
- Le stress.
- L'angoisse.
- L'ennui.

Prenez votre dîner au moins trois heures avant de vous coucher.

Cela permet une meilleure assimilation des nutriments et un travail digestif optimal. À l'opposé, manger et se coucher juste après risque de perturber votre sommeil.

Mais ce n'est pas tout : mangez tôt, et pas trop riche. Prenez par exemple des féculents, mais évitez les aliments riches en graisses – par exemple en sauce... –, qui ralentissent la vidange gastrique, donc gênent l'entrée dans le sommeil. Et, si possible, sous peine de prendre du poids, endormez-vous avant minuit :

au-delà sont sécrétées des hormones orexigènes – qui stimulent l'appétit. Qui dort dîne et qui ne dort pas mange !

Ne mangez pas avec les doigts. Essayez toutes les techniques pour diminuer votre rythme.

Pourquoi ? Car vous risquez d'engloutir la nourriture beaucoup plus vite qu'en temps normal. L'une de mes patientes a ainsi réussi à perdre du poids d'une manière durable en achetant des baguettes... Auparavant, elle gobait plus qu'elle ne mangeait avec sa fourchette. Doigts, baguettes ou fourchette : à chacun sa culture. De la même façon, évitez de boire à la paille, car vous allez siroter très rapidement de grands volumes caloriques sans même vous en rendre compte. Ne copiez pas les mœurs des Américains qui, depuis longtemps, ont cédé à cette mode désastreuse : aux États-Unis, tous les prétextes sont bons pour manger avec les doigts et boire toutes sortes de substances avec une paille. L'obésité y est galopante.

Choisissez une grosse fourchette.

Les chercheurs ont l'œil sur tout : en 2011, une équipe américaine de l'Utah a observé des personnes qui mangeaient au restaurant. Elle a remarqué que celles qui utilisaient une petite fourchette, croyant ainsi prendre de plus petites bouchées, finissaient en réalité par ingurgiter davantage de nourriture en volume ! Optez donc pour une fourchette plus grosse : elle vous donne une meilleure indication visuelle de ce que vous mangez, ce qui permet d'envoyer à votre cerveau un signal plus fort pour ce qui est de la satiété. Du coup, vous arrêtez votre prise alimentaire plus rapidement. En croyant bien faire et en employant des petits couverts, vous perturbez votre repère visuel et vous mangez plus... Dans votre nouvelle vie, chaque détail compte.

Il existe même une « fourchette intelligente »... qui peut vous apprendre les vertus de la lenteur.

Et pourquoi ne pas essayer d'agir sur votre comportement en utilisant une technologie innovante ? Modifier votre gestuelle, qui participe souvent à des mauvaises habitudes alimentaires ? Lutter contre votre tendance à faire des grosses bouchées, trop vite enfournées et avalées d'un coup ? En un mot, apprendre la lenteur.

Slow Control, solution de suivi du comportement alimentaire (slowcontrol.com) est une technologie brevetée qui propose aux médecins et à leurs patients une « fourchette intelligente ». C'est tout nouveau, ça vient de sortir. Son créateur, Jacques Lépine, a eu l'idée, simple mais lumineuse – et sacrément complexe à mettre en œuvre –, de créer une fourchette qui calcule votre vitesse d'absorption d'un aliment et vous alerte si votre rythme est trop rapide ! Ainsi, vous pouvez spontanément ralentir la vitesse à laquelle vous ingurgitez votre repas et prendre davantage votre temps...

Manger trop vite augmente les risques de développer un diabète de type 2. Car cela provoque un pic de sucre dans le tube digestif – une hyperglycémie –, accompagnée d'une montée trop rapide de l'insuline – un hyperinsulinisme –, qui favorise le stockage des graisses – la lipogenèse.

En matière d'alimentation et en toutes choses, réapprenez donc l'art de la lenteur.

Si vous avez une petite faim, confectionnez un en-cas aussi intelligent que vous. Mais si, c'est possible ! Et, avant toute chose, évaluez votre faim.

Pour savoir si vous avez réellement besoin d'un en-cas, évaluez votre faim sur une échelle allant de 0 à 10 :

- 0 correspond à l'absence de faim : vous êtes rassasié ;
- 5 correspond à un niveau médian : vous n'avez pas faim, mais vous n'êtes pas rassasié pour autant ;
- 10 correspond à un sentiment de faim irrépressible. Au secours !

Prenez une collation dès que vous atteignez le niveau 7, pas avant.

INFO

PLUS ON EST PAUVRE, PLUS ON EST EN SURPOIDS

✔ L'obésité (et le surpoids important) est directement lié au pouvoir d'achat.

✔ Si votre foyer gagne plus de 5 000 euros par moi, vous avez 8 % de risque de devenir obèse.

✔ Si vous gagnez moins de 900 euros par mois environ, votre risque grimpe à 18 %. Un « revenu disponible » (après impôts et prestations sociales) inférieur à 964 ou à 803 euros selon les calculs, c'est être, dans la France d'aujourd'hui, en dessous du seuil de pauvreté.

Sans commentaire.

Que pouvez-vous choisir comme en-cas ?

• **Si vous êtes dans les transports,** prenez une barre de céréales, des fruits secs, par exemple une poignée d'amandes (soit 30 g environ), ou une pomme.

• **Dans votre sac,** prenez une compote à boire, une banane ou une poignée d'amandes à conserver dans une petite boîte hermétique.

• **À votre bureau,** prenez par exemple une poignée d'abricots secs, trois gâteaux secs ou un fruit.

Rangez vos placards et mettez tout dans des boîtes.

Le moment est venu de faire un grand rangement et un grand nettoyage. Voici quelques conseils qui n'ont l'air de rien mais qui peuvent faire beaucoup quand même...

• Tout d'abord, lavez bien tous vos placards. Ça aide et ça encourage de se dire qu'on prend un nouveau départ.

• Ensuite, sortez tous les contenus de leurs paquets et placez-les dans des boîtes opaques. Hors de votre vue tous ces gâteaux et tous ces chocolats qui vous posent tant de problèmes et vous font tellement souffrir. En jetant les emballages, vous céderez moins aux sirènes publicitaires.

• Puis disposez ces boîtes tentatrices le plus en hauteur possible et surtout pas à hauteur des yeux.

› Parole de médecin

« **Dans une étude amusante,** on a montré que le grignotage s'intensifie si on dispose des bonbons sur un bureau, devant soi. En revanche, il tend à diminuer si le bocal à friandises est situé derrière vous. La disposition à craquer se réduit encore si le bocal a été rangé à une bonne hauteur. Et elle est encore plus faible si, de transparent, ce bocal devient opaque.

Je l'ai expérimenté dans mon cabinet : j'avais placé sur mon bureau, (trop) en évidence, un bocal rempli d'amandes que j'avais pris l'habitude, en cas de fringale, de grignoter entre deux consultations – mais oui, ça m'arrive à moi aussi...
J'ai complètement oublié ce bocal le jour où je l'ai remisé sur une étagère, tout en haut, dans mon dos, hors de mon champ de vision. Seul l'homme de ménage ne l'a pas oublié ! »

Essayez d'avoir une (bonne) influence sur votre entourage, car il risque d'en avoir une (mauvaise) sur vous. Et vice-versa ! Explication.

Une étude menée sur plus de dix mille personnes et sur plus de trente années a évalué la diffusion de l'obésité dans un réseau social large. Les résultats sont très intéressants. D'une manière générale, ils peuvent être, bien entendu, appliqués au (simple) surpoids.

• Les risques qu'une personne devienne obèse augmentent de plus de 50 % si elle possède un ami ou une amie qui est devenu(e) obèse.

• Parmi les fratries adultes, si un frère ou une sœur devient obèse, les risques que l'autre frère ou sœur le devienne à son tour augmentent de près de 40 %.

• Tous ces effets ne se retrouvent pas quand on prend en compte les voisins de proximité géographique immédiate.

• Les personnes du même sexe ont une plus grande influence sur votre poids que les personnes du sexe opposé.

• De la même manière, le comportement de votre conjoint(e), de vos frères ou de vos sœurs si vous êtes restés en contact, ainsi que le fait de connaître des personnes obèses, peuvent influencer votre tolérance personnelle à l'égard d'une fourchette de poids acceptable. Cela peut également avoir des répercussions sur votre adoption de certains comportements, qu'ils soient néfastes ou bénéfiques – par exemple choisir tels ou tels aliments, se mettre à fumer, pratiquer un exercice physique...

En conclusion (et on pouvait s'y attendre) : vous n'êtes pas seul au monde. Votre manière de vivre, de réagir et de manger est liée à celle de vos proches. Pensez-y et tenez-en compte dans vos nouvelles habitudes.

LES 9 REPÈRES DU PROGRAMME NATIONAL NUTRITION SANTÉ

1. Mangez au moins 5 fruits et légumes différents tous les jours.
2. Consommez 3 produits laitiers tous les jours.
3. Mangez à tous les repas des céréales ou des légumineuses.
4. Mangez du poisson, de la viande ou des œufs 1 à 2 fois par jour.
5. Limitez les matières grasses, surtout les graisses saturées.
6. Limitez les produits sucrés, avant tout les boissons sucrées.
7. Attention au sel.
8. Buvez de l'eau à volonté.
9. Et bougez – l'équivalent de 30 minutes par jour de marche rapide.

(mangerbouger.fr)

Apprenez les subtilités des valeurs nutritionnelles.

Les aliments de même valeur calorique ne se valent pas. Soyez donc prudent si vous voulez vous amuser à substituer des aliments entre eux.

Ainsi, une banane équivaut à un steak sur le plan énergétique, mais pas du point de vue de ses apports nutritionnels : tandis que la banane est riche en potassium et en fibres, le steak est source de protéines et de fer.

Comparez donc des aliments aux mêmes caractéristiques nutritionnelles :

• 1 kiwi contient la même quantité de vitamine C qu'une orange, un citron, un verre de jus d'orange frais ou encore 100 g de chou-fleur cru.

• Vous consommerez la même quantité de glucides complexes dans 1/6 de baguette que dans 4 cuillères à soupe de pâtes cuites ou 2 pommes de terre moyennes.

• 2 œufs apportent 20 g de protéines, comme 400 g de fromage blanc à 20 % de matière grasse, 3 sardines en boîte ou 2 tranches de jambon.

• En ce qui concerne le calcium, 1 yaourt équivaut à 1/8 de camembert, à 100 g de fromage blanc ou à 125 ml de lait, qu'il soit écrémé, demi-écrémé ou entier.

Les fibres, il n'y a que ça de vrai ! Jetez-vous sur les légumes et sur les céréales complètes. Ainsi que sur les fruits, mais sans avaler toute la corbeille pour autant.

Privilégiez ces aliments, car ils sont riches en fibres : ils vous rassasient mieux, et cet effet sur la satiété vous aidera à ne pas prendre de poids. Broyez-les, mastiquez-les consciencieusement dans votre bouche, en les baladant d'un côté à un autre : cela augmentera le temps de votre repas, vous aurez moins faim, donc vous mangerez moins.

> **INFO**
>
> **COMPARAISON**
>
> Les chips contiennent 5 kcal par gramme... Dix fois la densité calorique d'une carotte.

Mettez des couleurs dans votre assiette.

Qu'est-ce que cela veut dire ? Tout simplement, variez les légumes verts ou rouges, jaunes ou verts...

Mangez des choux et des oignons !

La consommation d'aliments détoxifiants type choux et oignons en même temps est recommandée.

Inventez d'autres apéritifs.

Vous en avez par-dessus la tête des gâteaux apéritif impitoyablement salés et toujours trop gras ?

Utilisez les épluchures de vos légumes : faites-les frire, laissez refroidir et salez modérément. Vous aurez la palme de l'originalité... et le premier prix pour les économies.

Participez à la réhabilitation de la banane...

Pourquoi ? Parce qu'elle ne fait pas grossir *a priori*, parce qu'elle contient des fibres, parce qu'elle cale, et tout ça.

La banane contient trois sucres : le saccharose, le fructose et le glucose. Le tout est enchâssé dans des fibres. Les personnes sportives connaissent bien la banane comme source d'énergie, car deux bananes leur permettent d'assurer un effort de 90 minutes lors d'une séance d'entraînement.

La banane est riche en tryptophane, un précurseur de la sérotonine : elle est donc un fruit précieux pour lutter contre la dépression.

La banane est riche en fibres : elle aide donc à entretenir un bon transit intestinal. Ainsi, pas de constipation à l'horizon.

Et la banane est riche en fer – ce qui est utile lors des périodes de règles –, en potassium et pauvre en sel – ce qui fait d'elle une alliée si vous êtes hypertendue. Si vous avez la gueule de bois, un milk shake à la banane sucré au miel apaisera votre estomac.

… sans oublier la réhabilitation de la pomme de terre ! Non, elle n'est pas responsable de tous les maux. Non, elle ne fait pas grossir. Tout dépend comment vous la cuisinez.

Dans l'imaginaire collectif, la pomme de terre est associée à une prise de poids. Rien n'est plus faux. Car il faut savoir faire la part des choses entre une frite, une chips et une pomme de terre bouillie, puis écrasée. Car ce qui est calorique dans les deux premières, ce n'est pas la patate, mais, vous le savez bien, c'est l'huile de friture. Par ailleurs, les frites et les chips contiennent des acides gras trans, qui sont mauvais pour la santé. Et, sous cette forme, on les mange bien plus vite et bien plus facilement.

Participez donc à la réhabilitation de la pomme de terre : composée de plus de 70 % d'eau, elle vous fournit de l'amidon, des protéines, des fibres et de la vitamine C. Elle rassasie bien quand elle est cuite au four, à l'eau ou à la vapeur, et n'apporte ainsi que 82 kcal aux 100 g – c'est-à-dire moins que le riz blanc ou les pâtes.

Mangez-la avec la peau : elle possède ainsi une meilleure tenue glycémique que si elle est consommée en purée, écrasée, bouillie ou frite – des études américaines récentes le confirment. Vive la ratte du Touquet ou la pomme de terre de Noirmoutier !

Misez sur les fruits secs et les céréales complètes pour vos petites faims.

- **Achetez des fruits secs en vrac,** par exemple des abricots, des noix ou des amandes – mais n'en mangez pas tout le temps quand même… Limitez-vous à une poignée fermée par jour.

• **Achetez des céréales complètes :** en cas de coup de pompe, elles constituent une source d'énergie appréciable sous la forme de glucides. Leurs fibres sont importantes pour assurer un bon transit intestinal et renforcer le sentiment de satiété. Elles apportent également des vitamines, en général celles du groupe B.

• **Et si vous avez vraiment besoin d'un aliment antistress dans la journée,** prenez un carré de chocolat, mais choisissez-le noir, excellentissime et à 70 % de cacao.

Lésinez sur la quantité, mais pas sur la qualité : toute l'astuce est là.

Ne mangez pas trop de viande rouge.

Une fois par semaine, ça suffit bien. Et votre cœur vous remerciera. Et oubliez un peu l'existence de la charcuterie !

Mangez plus de poisson.

Frais, surgelé ou en conserve, mettez le poisson plusieurs fois par semaine au menu. Évitez les fritures, qui altèrent et saturent le goût, et qui sont trop caloriques ; de même, fuyez les poissons panés.

Choisissez avant tout des poissons gras, car ils sont riches en oméga-3 ; leur action anti-inflammatoire est connue, qui permet de prévenir des maladies telles que le diabète et l'obésité.

Privilégiez les labels de type label rouge, qui restent des gages de qualité. Et achetez vos poissons en les regardant de près : ils doivent avoir des écailles brillantes, l'œil vif et une certaine tenue.

INFO

LE MENSONGE FRANÇAIS

Certains d'entre vous ont peut-être connu cette campagne d'incitation alimentaire, à la fin des années 1950, qui proclamait : « Pour être fort comme un bœuf, mangez du bœuf » ou « Suivez le bœuf » ! Peut-être l'ignorez-vous, mais cette campagne était à but purement mercantile, destinée à puiser dans le stock excédentaire de bovins... Car le cheptel n'était plus adapté aux besoins de la population. Alors on décida d'inciter les Français à manger de la viande. Eux qui sortaient d'une guerre épouvantable, qui avaient connu les restrictions et les tickets de rationnement étaient tout prêts à adhérer à cette campagne bien pensée, mais très orientée. D'ailleurs, cela reste ancré chez beaucoup de gens : on ne peut pas être en bonne santé si on ne mange pas régulièrement de la viande, et plus précisément de la viande rouge. La force virile doit être animale ! Le discours médical actuel conseille la pondération, mais se heurte souvent à des résistances parmi les générations les plus anciennes.

Choisissez de préférence la cuisson à la vapeur, à la cocotte, au bain-marie...

Vous l'avez compris : évitez les fritures.

Les cuits-vapeur peuvent être très utiles dans la panoplie du parfait cuisinier.

Je suis aussi très plancha : cela permet de garder aux légumes du soleil, par exemple aux poivrons, tout leur côté naturel et tout leur croquant.

Attention aux fritures répétées à haute température – au-delà de 180 °C –, car elles auront tendance à altérer un peu les acides gras essentiels. N'utilisez pas les huiles de friture plus de dix fois de suite ; elles doivent avoir moins de trois mois.

Suivez quelques conseils de barbecue.

Si vous avez la chance de pouvoir cuire au barbecue dans votre jardin, utilisez les barbecues à réserve d'eau, ou bien à grille verticale, ou encore les planchas : tous atténuent ou suppriment la formation de braises, de flammes et de fumées, qui vont noircir les aliments exposés et enrichir votre organisme en amines hétérocycliques et autres hydrocarbures aromatiques polycycliques – le cancer n'est pas loin !

Découvrez la diversité des huiles.

Le mieux est d'avoir chez vous plus de deux sortes d'huiles. Choisissez des huiles aux teneurs en acides gras essentiels différents. Ainsi, tandis que l'huile d'olive ne contient pas d'acides gras oméga-3 mais renferme des oméga-9, les huiles de colza, de lin et de noix sont riches en oméga-3.

Quant aux huiles d'arachide et de tournesol, elles contiennent des oméga-6 ayant un profil inflammatoire : dans une poêle, elles ne doivent donc pas être versées au goulot, mais à la cuillère.

L'huile d'olive, c'est bon pour la santé, mais évitez d'avoir la main lourde en cuisinant.

Ne soyez pas trop généreux en huile d'olive... On retrouve toujours plus ou moins la séparation entre la France du Sud – adepte de l'huile – et la France du Nord – adepte du beurre.

Vous n'êtes pas obligé de faire cuire tous vos plats avec de l'huile ou du beurre. Utilisez également un fond d'eau pour faire mijoter. Et les poêles antiadhésives peuvent être très utiles dans votre panoplie diététique.

› Parole de médecin

« **Bon nombre de mes patients méditerranéens** m'épatent quant à leur consommation d'huile d'olive. À la sempiternelle question : "Combien 1 litre d'huile vous fait-il ?", la réponse fuse : "Docteur, c'est toujours de l'huile d'olive, car c'est bon pour la santé ! J'en mets très peu." "C'est-à-dire ?" "Oh, un litre pour quatre, ça nous fait une semaine !" À raison de 9 000 kcal par litre d'huile, je les préviens qu'on peut faire un infarctus à l'huile d'olive – et ça reste un infarctus ! »

À table, buvez de l'eau.

De l'eau, et c'est tout. Réservez toutes les autres boissons à base d'eau pour les moments de plaisir et de détente, mais n'en faites pas un usage quotidien, et ne les posez pas sur la table.

Choisissez l'eau qui vous convient.

• **L'eau du robinet :** sa qualité sanitaire en permet une consommation à toute heure, peu coûteuse et parfaitement contrôlée. À consommer sans modération. L'usage de filtre à eaux réduit la teneur en chlore, en plomb et en calcaire : cela peut être intéressant si vous êtes dans une zone exposée. Mais il existe aussi un avantage à ne pas filtrer le calcaire : cela vous apporte du calcium, donc cela peut représenter un apport non négligeable si, pour diverses raisons, vous mangez peu de laitages.

• **Les eaux de source :** elles peuvent également être consommées tous les jours. Elles sont mises en bouteille sans avoir subi de traitement, excepté l'aération, la décantation et la filtration. Elles ne peuvent faire référence à aucune allégation santé.

• **Les eaux minérales :** en France, on recense 1 200 sources d'eau minérale, dont la plupart sont situées dans les massifs montagneux. Vous avez le choix :

– **les eaux riches en magnésium :** à choisir en cas de constipation, de crampes d'effort ou de nervosité ;

– **les eaux riches en calcium et en magnésium :** à choisir si vous faites du sport, si vous êtes enceinte ou si vous allaitez, si vous êtes végétarien, si vous êtes adolescent ou âgé ;

– **les eaux riches en bicarbonates :** à choisir pour éliminer les déchets acides après un effort physique soutenu ;

– **les eaux riches en chlorure de sodium :** à éviter si vous souffrez d'hypertension ou si vous faites de la rétention d'eau ;

– **les eaux gazeuses :** à éviter en cas de reflux.

Buvez d'une façon variée.

Vous le savez : l'eau est un élément indispensable à la vie. Les deux tiers de votre corps sont constitués d'eau – qui est située dans et autour des cellules, et dans les liquides circulants. Vos besoins quotidiens sont de l'ordre de 2,5 litres, car vous perdez de l'eau par les urines et les selles, par la respiration et la transpiration.

Essayez de boire 1,5 litre par jour, quels que soient les apports hydriques. Rassurez-vous si ça vous semble difficile : seul un adulte sur quatre y parvient.

Écoutez votre soif et réagissez sans tarder pour combler vos besoins, surtout si vous êtes dans une période de fragilité.

Le plus important est de boire d'une façon variée et équilibrée : les crudités, les fruits, les soupes chaudes ou froides, les compotes, les desserts de fruits et les boissons, y compris le thé, le café ou encore le chocolat chaud ou froid – mais pas trop... – représentent de bons moyens pour atteindre votre objectif. Mais ne faites pas une fixation sur ce 1,5 litre... Faites au mieux.

Pensez aux tisanes, au thé, au café... Variez les sources et les plaisirs.

Ne vous habituez pas à boire toujours sucré. Réservez les boissons sucrées pour quelques occasions.

Respectez l'eau, car elle est fragile.

Parce que l'eau peut facilement s'altérer, respectez certaines règles.

Ne buvez pas au goulot, sauf si vous utilisez de petites bouteilles individuelles. Cela pour limiter, bien sûr, la prolifération bactérienne.

Ne stockez pas au réfrigérateur une bouteille d'eau ouverte depuis plus de 48 heures.

Jetez toutes vos bouteilles usagées – dans la poubelle à recyclage des plastiques. Ne les réutilisez pas.

Et si l'eau n'a aucun apport calorique, elle n'a jamais fait maigrir personne. Fuyez tous ceux qui prétendent vous aider à maigrir en vous faisant boire beaucoup d'eau !

Choisissez uniquement des eaux aux arômes naturels.

Car les arômes artificiels, *via* le sucre, sont souvent une source d'apports caloriques non négligeables. Et je trouve qu'ils procurent un goût sucré persistant à la fin de l'ingestion.

L'apport calorique de vos boissons doit rester neutre : soyez vigilant sur tous les sucres ajoutés.

Ne mangez pas triste !

Faites le plein en épices, en herbes aromatiques et autres aromates. Laissez s'exprimer votre cuisine. Trop nombreuses sont les personnes en surpoids qui mangent fade, monotone et inodore, comme par osmose avec leur personnalité et leur humeur du moment. Pour perdre des kilos intelligemment, réhabilitez toutes les saveurs, toutes les senteurs.

Procurez-vous des bocaux transparents et placez-y les fruits secs, les épices, les plantes aromatiques, les baies de goji, etc. Ainsi, bien visibles, vous pourrez les utiliser à loisir. Cela vous autorisera d'autant plus à laisser vos repas chatoyer et à faire exploser en bouche toutes sortes de goûts.

Du plaisir, rien que du plaisir !

QUE FAIRE

Conseils pour faire ses courses, manger mieux et, par la même occasion, ne pas gaspiller

- Je regarde ce qu'il reste dans mon réfrigérateur et dans mes placards avant de faire les courses.
- Je rédige une liste de courses.
- Je planifie mes repas pour la semaine.
- Je prévois les repas en fonction du nombre de convives.
- Je ne fais jamais mes courses à jeun.
- Je fais mes courses dans un supermarché que je connais, en me fiant à ma liste préétablie.
- Je regarde ce que je mets dans mon chariot, en contrôlant les dates de péremption.
- J'apprends à lire les étiquettes.
- J'achète des fruits et des légumes de saison.
- Je finis mes courses par le frais et les surgelés.
- Je range mon réfrigérateur intelligemment, en plaçant devant ou au-dessus les aliments à manger rapidement.
- Je respecte les zones de fraîcheur.
- Je lave mon réfrigérateur au moins une fois par mois à l'eau de javel ou en mélangeant 50 % de vinaigre blanc à 50 % d'eau chaude.
- Je congèle mes aliments pour allonger leur durée de vie.
- Je cuisine les justes portions. Par exemple, pour un adulte, je dose :
  - 3 cuillères à soupe de lentilles,
  - ¼ de grande tasse pour le riz,
  - 140 à 150 g de poisson,
  - 1 verre de pâtes par personne,
  - 1 bol de céréales pour la laitue,
  - 2 bouquets de brocolis,
  - 5 petites pommes de terre.
- J'accommode mes restes. Par exemple, si les tomates, les courgettes ou les aubergines sont un peu fripées, je les transforme en ratatouille. Et le pain rassis devient du pain perdu, etc.
- Si je reçois, je garde les restes en les accommodant.

Selon l'Agence de l'environnement et de la maîtrise de l'énergie (ademe.fr).

3

Les enfants d'abord, et vous aussi !

Ce qui est valable pour vous l'est aussi pour vos enfants. Car ce qu'ils apprendront avec leurs parents sur le bien vivre et le bien manger ensemble leur servira toute la vie.

> ## INFO
>
> **LE PLUS TÔT POSSIBLE**
>
> Si un enfant est en surcharge pondérale, il faut s'en occuper le plus tôt possible.
>
> De 1999 à 2002, le surpoids touchait 15 % des enfants et des adolescents américains.
>
> En France, les statistiques sont à peu près superposables, mais dix ans plus tard.
>
> Le risque de surcharge augmente si l'enfant pesait plus de 4 kilos à sa naissance ou si ses parents sont eux-mêmes en surcharge ou obèses.

Ce qui est valable pour vous est valable pour vos enfants.

Il n'est, bien entendu, pas question de les mettre au régime – d'ailleurs, vous ne l'êtes pas non plus –, mais de leur donner des règles de bien vivre et de bien manger ensemble.

Et, pour vous, comment tenir le coup si votre conjoint et vos enfants ne sont pas au courant de vos efforts et ne sont pas de la partie ?

C'est aussi pour vous une manière de revisiter votre propre enfance et de prendre conscience de vos manques, de vos frustrations ou des éventuelles compensations que vous avez peu à peu mises en place.

Ne leur faites pas porter vos valises.

Chacun éduque ses enfants selon ses propres critères et selon son vécu – ce que la pédopsychiatre Catherine Jousselme appelle les « valises personnelles ».

Essayez de garder en tête la nécessité d'un juste équilibre, d'un savant dosage entre permission et règles. Ainsi, aller au fast-food de temps en temps, boire un soda ou manger des bonbons n'est pas un crime dès lors que vous faites la part entre l'occasionnel et le quotidien. Fixer ce type de règles ne dévalorise en rien l'acte de manger et donne aux choses plus de saveur, de plaisir et de goût : on ne se remplit pas, on apprend à déguster.

Ne diabolisez aucun aliment, accordez simplement à chacun sa place. Ne passez pas à vos enfants vos fantasmes, vos phobies et vos problèmes en tout genre à l'égard de la nourriture. Essayons de faire léger...

La nourriture n'est pas tout, disions-nous... Pour une raison ou pour une autre, ne la placez pas au centre. Faites-le pour vous et pour vos enfants.

Faites que l'alimentation garde sa juste place, et cela à tout âge. Et accordez à chaque type d'aliment la place qui lui revient.

Je sais, parfois les choses ne sont pas simples à vivre quand, par exemple, une femme élève seule un enfant. Cette structure familiale peut rendre difficile l'apprentissage alimentaire, et d'autant plus si la séparation a eu lieu tôt dans la vie de l'enfant. Car sa mère a besoin de le sécuriser, et de se sécuriser elle-même. Le risque est alors grand de survaloriser la nourriture, d'accorder trop d'importance aux moments des repas – ou des biberons.

Une certaine confusion s'instaure : la mère donne le sentiment que seuls les échanges liés aux repas sont complets et fusionnels. Dès lors, comment son enfant pourrait-il se sentir rassasié s'il ne possède pas un vécu de la satiété clair et net, dégagé des affects ? Parfois, c'est le contraire : une mère peut se trouver déprimée au moment des repas et fait ressentir son manque à son enfant. Par osmose, ce dernier risque de développer un manque, donc une forme d'insatisfaction alimentaire permanente.

› Parole de médecin

« **Vos enfants savent tout.** Ils ont tout compris sans toujours en avoir la pleine conscience. Dites-vous bien que si vous avez un problème avec la nourriture – que ce soit du côté de la boulimie, du trop, ou de l'anorexie, du pas assez, vos enfants le ressentent pleinement. Même si vous dévorez en cachette, même si vous faites tout derrière leur dos, ils ont repéré votre manège. Alors soyez franc avec vous-même. Vous avez peut-être autre chose de mieux à leur transmettre. »

Certains troubles du comportement alimentaire trouvent leurs racines dans l'enfance. Cela a peut-être été votre cas. Essayez que cela ne le soit pas pour vos enfants.

Quand tout se passe bien, la fusion entre une mère et son enfant s'estompe au fil du temps, car l'enfant a peu à peu assez de bagages pour se débrouiller seul. Les frustrations créées par la mère sont adaptées à chaque seconde, dosées en quelque sorte à la carte, selon les possibilités de son enfant.

En créant des limites, vous étayez votre enfant ; vous lui permettez d'acquérir une autonomie psychique et alimentaire. Il prend conscience que vous n'êtes pas là, toujours à sa disposition, et qu'il n'est pas le centre du monde. Ainsi peut-il faire l'expérience de réfléchir par lui-même et de se ressourcer en lui-même. Il apprend également qu'on ne mange pas en continu, mais selon un certain rythme, selon des codes sociaux. Son doudou est là pour le rassurer, prêt à être mâchonné, tété, sucé ou martyrisé à n'importe quel moment.

Les adultes aussi ont besoin de se rassurer. Parfois avec de la nourriture.

À l'âge adulte, certaines personnes ont parfois tendance à garder ou à acquérir un « aliment doudou », qui est disponible en permanence, car il est là tout prêt, dans les supermarchés, issu de l'industrie agroalimentaire. Elles peuvent donc se le réapproprier tous les jours, au risque d'en consommer des quantités considérables.

C'est donc pendant l'enfance que le rapport à la nourriture se joue. Après avoir appris à diversifier son alimentation, après être passé par une phase quasi obligée de néophobie alimentaire – on craint et on déteste tout ce qu'on ne connaît pas –, après avoir testé les goûts et les saveurs, les textures molles et dures, le lisse et le croquant, un enfant se heurte à la résistance de ses parents – pour ne pas manger tout et n'importe quoi et selon n'importe quelles quantités, pour manger à heures et à endroits fixes... Cette guidance alimentaire lui sert et lui servira de guidance sociale, et de guidance tout cours.

En étant permissif avec votre enfant, vous risquez de favoriser chez lui une anarchie alimentaire. Ce qui ne rend service à personne.

Ne les laissez pas devant un écran.

C'est aujourd'hui démontré, donc bien connu : les enfants qui ont un problème de poids passent plus de temps devant un écran plat – plus de 2 h 30 par jour en moyenne – que ceux qui ont un poids acceptable – ils y passent quand même 2 h 07 en moyenne... Ceci expliquant cela.

Les enfants dont la mère est en surcharge pondérale passent également plus de temps devant la télévision – en moyenne 1 h 50 par jour –que ceux dont la mère n'a pas de problème de poids – qui y passent 1 h 23 en moyenne.

Le risque de prendre du poids se précise au-delà de 1 h 30 par jour en moyenne.

Soyez précis dans vos compliments.

Faire les louanges d'un comportement particulier est beaucoup plus productif que si on parle d'une manière générale.

Dites par exemple : « Je suis fier que, pour ton goûter, tu aies mangé une banane et pas des chips », plutôt que : « Tu es très bien » !

Évitez les récompenses alimentaires.

Plutôt que de promettre un bonbon ou un gâteau, décidez, pour féliciter votre enfant, de lui accorder plus de temps : prévoyez une sortie, que ce soit à la piscine ou au cinéma, ou une promenade à vélo, ou tout ce qui peut lui faire plaisir.

De la même manière, évitez les gratifications pécunières, qui ouvrent le champ à une inflation financière régulière ; évitez également les récompenses trop onéreuses, qui perturbent le système de valeurs de votre enfant ; évitez encore celles qui sont trop éloignées des objectifs souhaités.

En revanche, toutes les récompenses promises doivent être honorées sans faute, sous peine de discrédit !

Cuisinez avec vos enfants.

Comme pour vous-même, faites preuve de sens critique et de vigilance, ainsi que de pédagogie envers vos enfants. Sans interdire à tout prix, proposez-leur de goûter d'autres produits alimentaires. Faites la cuisine avec eux : des gâteaux et des crêpes, des tartes et des compotes...

Avec des plats et des pâtisseries maison, déshabituez-les, si besoin, aux goûts trop sucrés et aux textures trop molles des produits industriels. Et rendez-les fiers de leurs créations.

Apprenez-leur la lenteur. Mais, surtout, en ce domaine, montrez-leur l'exemple... Ce qui n'est pas si facile.

Si vous avez tendance à vous égosiller en leur répétant inlassablement de manger lentement, car ils n'ont pas un train à prendre ou qu'il n'y a pas le feu, essayez en premier lieu de corriger... votre propre comportement : ne faites pas cinquante choses à la fois, ne mangez pas debout tout en répondant au téléphone... La confusion sur un jeune cerveau de « Fais ce que je dis, mais pas ce que je fais » risque de déclencher des troubles du comportement alimentaire qui seront difficiles à rattraper. La plupart du temps, la façon dont se comportent vos enfants reflète l'ambiance familiale du repas. C'est parfois l'occasion d'une petite remise en cause.

INFO

ATTENTION AUX GRAISSES ET AUX SUCRES CACHÉS

L'industrie agroalimentaire serait-elle contrainte à évoluer et à aller vers plus de transparence, pour votre plus grand bien ? C'est fort possible.

En effet, on sait que près des trois quarts des sucres que vous consommez tous les jours sont des sucres « cachés » dans les produits manufacturés, plats tout préparés, sauces et autres.

Aux États-Unis, en 2012, vingt-cinq plaintes accusent certains groupes de ne pas indiquer sur les emballages les sucres et les graisses utilisés : sont visés PepsiCo, Heinz, qui commercialise du ketchup, et General Mills, dont les marques les plus célèbres sont le maïs Géant vert et les crèmes glacées Häagen-Dazs. Et Ferrero a déjà perdu un procès.

Emmenez-les chez le dentiste.

Soyez très vigilant au capital dentaire de vos enfants. Comme pour vous. Manger, c'est avant tout mettre en bouche.

Faites attention aux boissons pour enfants. Le plus souvent, elles sont très sucrées.

Les boissons sucrées représentent plus de 10 % des apports caloriques qu'un enfant consomme dans une journée – ce chiffre a doublé en trente ans.

Au total, les confiseries, les boissons sucrées, les snacks salés et les plats en restauration rapide comptent pour 30 % dans ce total calorique. Certains enfants et adolescents vont jusqu'à ingurgiter entre 1 200 et 2 000 kcal par jour en boissons sucrées de toutes sortes.

Aujourd'hui, il n'est même plus besoin de citer les chiffres américains en matière d'obésité – depuis les années 1970, les taux ont plus que doublé pour la tranche d'âge 6-11 ans et plus que triplé pour les 12-19 ans. Aujourd'hui, en France, il est devenu courant de recevoir en consultation de pédiatrie des enfants atteints d'un diabète de type 2 – ce diabète qui, jusqu'alors, était réservé à des adultes franchement beaucoup plus avancés en âge. Au secours !

Percez à jour les manœuvres des industriels de l'agroalimentaire.

Cela ne vous a pas échappé : les enfants sont la cible numéro 1 des publicitaires. Les pratiques de l'industrie agroalimentaire influencent leurs choix, donc, d'une manière indirecte, leur santé. Par toutes sortes d'accroches, ils sont fortement incités à consommer des produits à forte teneur en calories, trop sucrés et trop gras, aux matières premières bas de gamme, mais désespérément pauvres en micronutriments – en vitamines et en minéraux. C'est la fameuse *junk food*, ou malbouffe.

Aux États-Unis et ailleurs, des études – qui restent bien entendu confidentielles... – sont commandées par les industriels pour mieux faire vendre leurs produits. Des analyses ethniques sont réalisées, des tests pour élucider la psychologie infantile, des photographies sont prises dans les magasins... Des enquêtes qui font frémir et qui semblent dépasser les prévisions de *1984*, le célèbre roman d'anticipation de George Orwell. Big Brother vous a à l'œil... Dis-moi quelle est la couleur de ta peau, comment tu t'habilles, comment tu parles, à quelle catégorie sociale tu appartiens et ce que tu mets dans ton panier et je te dirai ce que tu manges – ou plutôt ce que je veux que tu manges...

Soyez informé.

À titre d'exemple, depuis les années 1990, les compagnies agroalimentaires américaines ont mis sur le marché plus de six cents nouveaux produits destinés aux enfants. Parmi tout cela, la moitié est constituée de bonbons et de chewing-gums et un quart de snacks salés, tandis qu'un quart seulement dénote une composition nutritionnelle équilibrée.

Si les méthodes pratiquées aujourd'hui pour rendre les enfants captifs ne sont pas nouvelles, elles sont surtout beaucoup plus massives et bien plus intrusives que celles employées dans les années 1970. Le placement publicitaire des produits s'est accru dans les médias, à la télévision, sur Internet, dans les films, les jeux vidéo, les matériels éducatifs, les chansons et les sponsorings d'activités sportives – par exemple Red Bull et les sports extrêmes, Brossard et Coca Cola aux jeux Olympiques à Londres, en 2012. On assiste également à de nouvelles ouvertures publicitaires par l'envoi de SMS sur les téléphones portables et autres tablettes.

Celui qui décide, c'est vous. N'inversez pas les rôles.

Le marketing publicitaire cible les enfants en leur affirmant qu'on leur parle directement, car on leur prépare des produits rien que pour eux, et non pas pour leurs parents – qui, comme chacun sait, n'y connaissent rien ! Tout père et toute mère dignes de ce nom ont tendance, de gré ou de force, écrasés par la pression, à céder, en supermarché, et à acheter les produits placés bien en vue, en tête de gondole. Ils se sentent coupables de priver leurs enfants qui, de toute manière, leur diront que c'est bon pour eux parce qu'ils l'ont vu à la télé, parce que leurs copains l'ont pour leur goûter ou parce que l'image d'Harry Potter ou d'un sportif connu est reproduite sur la boîte !

D'une manière insidieuse, c'est le rôle parental qui se voit inversé : ce sont désormais les enfants qui conseillent leurs parents, car ces derniers ne sont pas assez éclairés dans leurs choix ! Mais on n'a encore jamais vu, dans les publicités ni dans les films, Batman, Spiderman, le pirate des Caraïbes ou Cendrillon conseiller de manger cinq fruits et légumes différents par jour… Déjà déboussolés dans la cacophonie alimentaire, la plupart des parents s'en remettent à leur progéniture… Il y a confusion des genres, donc amplification du malaise nutritionnel ambiant.

Aujourd'hui, un enfant est considéré comme LE prescripteur alimentaire et ses parents de simples exécutants. Réagissez ! Résistez !

Boycottez.

La malbouffe est la principale source de revenus de l'industrie agroalimentaire. Pour réduire les éventuels risques de poursuites, elle a trouvé deux parades au moins.

La première est d'annoncer qu'elles ont modifié la composition de leurs produits pour correspondre parfaitement aux normes nutritionnelles attendues aujourd'hui. C'est écrit bien gros sur le paquet. Mais, en réalité, ces modifications minimes sont des leurres : elles portent avant tout sur l'ajout de vitamines à des produits qui, de toute façon, restent trop gras et trop sucrés, ou sur la suppression d'acides gras trans, mauvais pour la santé, dans des produits qui, de toute façon, restent trop salés.

Toutes les allégations minceur et santé sont à la mode et constituent un argument de vente. Méfiez-vous : souvent, cela ne change rien – ou presque.

La seconde parade de l'industrie agroalimentaire est d'investir massivement dans des programmes d'exercice physique ou de santé publique, à destination des enfants.

En France, on commence à assister à ce qui se passe déjà dans les pays anglo-saxons, aux États-Unis et en Allemagne par exemple. Moyennant une somme d'argent fournie aux collectivités locales, des marques donnent leur nom à des arènes sportives – en contrat de *naming*, « nommage » en français.

Ne soyez pas dupes, restez sur vos gardes et boycottez.

Ne laissez pas l'entourage familial saboter tous vos efforts.

Faites en sorte que les messages nutritionnels que vous adressez à vos enfants ne soient pas réduits à néant par les autres membres de votre famille... Pas facile.

Donner de l'amour à ses enfants ou à ses petits-enfants ne passe pas nécessairement par le domaine culinaire. Savoir dire « non » à un enfant, ce n'est pas le signe d'une carence affective, tout au contraire, c'est lui donner un moyen de se structurer par l'apprentissage des limites.

Attention : très vite, un enfant peut élaborer diverses stratégies pour contourner les obstacles et lever les freins qui lui sont imposés – et faire ce qui lui chante. Pourquoi n'en parleriez-vous pas avec d'autres familles confrontées aux mêmes types de problèmes ? Partagez vos expériences.

Aidez-les à se sentir rassasiés.

Se sentir familier avec un aliment renforce la sensation de satiété. Les industriels de l'agroalimentaire le savent bien, eux qui font tout dans le sens contraire, en proposant sans cesse de nouveaux produits, de nouvelles marques et de nouveaux emballages pour provoquer le désir d'acheter et de manger. L'effet de nouveauté, le fait que les enfants ne soient pas familiers avec un aliment, ou avec sa présentation, mettrait en échec leurs connaissances acquises sur les signaux de satiété que leur adresse leur cerveau. Alors, ils ont tendance à dévorer des aliments souvent très caloriques.

Faites de la prévention et prônez une diversité réfléchie, qui ne soit pas imposée par l'extérieur.

Faites du sport tous ensemble.

Bouger, courir, sauter ensemble renforce la cohésion familiale : on fait équipe et on se soude. L'éducation ne passe pas uniquement par le prisme alimentaire, qui est trop réducteur.

Ne décriez pas la cantine de l'école.

Si elle est souvent décriée par les élèves eux-mêmes, ce qui est normal, elle reste tout de même un lieu d'apprentissage des bases nutritionnelles ainsi qu'un lieu de développement des liens sociaux. On partage le même repas autour de la même table et, le temps de ce repas, on fait fi des différences sociales.

Plus de 60 % des 11-14 ans déjeunent au moins trois fois par semaine à la cantine. Peu à peu, ils se mettent à rejeter ce lieu de restauration mais, malgré tout, c'est là qu'ils ont aussi intégré la diversité alimentaire et la répartition entre entrée, plat et dessert. Ce qui n'est pas si mal.

Accompagnez vos ados.

• Nombreux sont les adolescents qui, en recherche d'autonomie, hors du carcan parental et du modèle contraignant de la cantine scolaire, expérimentent les produits nomades, du *fast food* à la *street food* – la « cuisine de rue », très tendance. Attention : chez les adolescents, il existe un risque de déstructuration alimentaire par désir de s'affranchir des horaires et de tout ce qu'ils vivent comme des contraintes.

• Les risques de la *junk food*, ou malbouffe, sont d'aboutir à une véritable faiblesse en fruits et en légumes, à une insuffisance ou une carence en vitamines et en minéraux, à un manque de fibres et, à l'opposé, à un excès d'apports en graisses et en sucres.

INFO

MÉLANGE DES GENRES

En matière de *naming*, je pense à Ferrero et au palais des sports de Rouen, baptisé « Kindarena » et ouvert en 2012 - Ferrero possède son siège social français à Mont-Saint-Aignan, dans la banlieue rouennaise. Les enfants assisteront à des matchs en visualisant constamment le K de Kinder. Cette association entre « sport » et « Kinder » est vite faite et assimilée par les jeunes et leurs parents. Le contrat avec Ferrero apporte 500 000 euros annuels pendant dix ans pour une salle qui peut accueillir 6 000 spectateurs : une somme finalement pas si considérable, compte tenu de la visibilité et de la crédibilité extraordinaires accordées à la marque par cette plateforme de communication. Un bon placement.

• À cette période de leur vie, les adolescents sont parfois à la recherche d'expériences limites, dans l'outrance.

Attention aux phases d'alcoolisation aiguës, au *binge drinking*, « biture expresse », « alcool défonce » ou « chaos éthylique » : on boit le maximum sur le laps de temps le plus court, on recherche une ivresse très rapide, et la santé peut être en danger.

• Attention également à la banalisation de la consommation de cannabis. En effet, certains des jeunes patients que je suis en consultation de nutrition ont pris du cannabis et ont développé des bouffées délirantes aiguës, avec prise de médicaments psychotropes. L'un des effets indésirables est une prise de poids soutenue et rapide.

• Comment les aider et les accompagner au mieux ? Comment contrôler ce qu'ils mangent ? Et s'ils mangent bien ?

En leur ayant fourni dès le plus jeune âge des bases nutritionnelles solides, en leur demandant toujours de participer aux repas. Une famille structurante permet aux jeunes de traverser sans encombre ce moment délicat de leur existence. Ça leur évitera de devenir des adultes fragiles, en plein cafouillage alimentaire, en pleine angoisse soignée par la nourriture, en pleine mésestime d'eux-mêmes.

Gare au modèle de maigreur quasi anorexique qui est aujourd'hui proposé par la publicité et par la mode.

Si vous êtes une femme et si vous avez une fille, si vous avez tendance à trop surveiller votre ligne, à parler souvent de régimes et à chipoter aux repas, attention à ce que vous risquez de lui transmettre d'une manière consciente ou non. Je me répète, je sais et j'assume : la famille structure le comportement alimentaire des enfants.

Si vous êtes une mère, soyez vigilante, surveillez vos propos et votre comportement à l'égard de la nourriture en présence de votre ou de vos filles.

Toute notre vie, nous pouvons être amenés à projeter sur des proches des figures parentales, qu'elles soient ou non positives. Une jeune fille ayant eu une mère en restriction permanente, veillant sur sa ligne et traquant ses rondeurs, aura tendance, à l'âge adulte, à considérer toute figure féminine plus âgée comme une juge critiquant ses variations de poids.

INFO

DROGUÉ AU MACDO

Acteur, scénariste et réalisateur américain, Morgan Spurlock a mené une expérience, qu'il raconte dans l'un de ses films, *Super Size Me*, sorti en 2004. Pendant trente jours, il a mangé matin, midi et soir, tous les jours, des menus de restauration rapide – hamburgers et frites à volonté.

Résultats : il a non seulement pris onze kilos en un mois, mais il a eu beaucoup de mal à se débarrasser de ses nouvelles habitudes alimentaires. Devenu accro à la malbouffe, il a détraqué ses paramètres métaboliques.

Conclusion : il ne faut pas flirter trop longtemps avec cette malbouffe au risque d'en devenir drogué.

ÉTABLISSEZ DES RÈGLES DE VIE FACILES À SUIVRE

1. **Je ne bois plus de boissons sucrées à la maison - sauf exception.**
2. **Je ne mange au fast-food qu'une fois par semaine.**
3. **Je mange des fruits et des légumes comme collation en rentrant de l'école.**
4. **Je limite mon temps passé devant la télévision, l'ordinateur, les jeux vidéo et le téléphone à moins de 1 h par jour, et seulement après dîner et après avoir fait mes devoirs.**
5. **Je choisis une activité physique à pratiquer après l'école - pour bouger et décharger mon stress de la journée.**

Dès l'enfance, essayez de créer un climat de confiance familiale, où la parole peut être libre, sans censure. Le non-dit et les silences éloquents risquent d'empêcher des sentiments profonds de d'exprimer ; dans cette période de mutation corporelle que constitue la puberté, cela risque également d'enraciner des troubles alimentaires qui, sinon, seraient restés tout à fait banals.

Discutez tranquillement autour de la table ; faites que le repas ne soit pas seulement bon à manger, mais également bon à penser.

Aidez votre ou vos filles à résister à la pensée unique de la presse féminine qui, sans cesse, glorifie le modèle unique de la minceur en acceptant de publier des publicités avec des filles très jeunes, très minces voire maigres.

Dites-lui le plus grand mal de cette presse qui, à l'arrivée des beaux jours, au printemps, consacre toutes ses unes et ses pages aux régimes à la mode, aux maillots de bain dans lesquels il faudra bien rentrer, aux hommes qu'on ne séduira pas à garder ses rondeurs... Et pourquoi choisir des photographies de mannequins dont les critères de poids ne correspondent pas aux sujets traités ? Si ce n'est pour instiller ce modèle dominant, qui à la fois fascine et culpabilise les lectrices.

DIX PRINCIPES

Ce qui est valable pour les enfants l'est aussi pour les adultes. À votre tour, dressez la liste des règles que vous vous engagez à respecter.

1. J'accompagne mon enfant à pied trois jours par semaine.
2. Je mets tous les jours à sa disposition des fruits et des légumes.
3. J'élimine de la maison tous les produits gras et sucrés.
4. Je veille à ce que les repas soient pris tranquillement, en famille. On mange tous ensemble, à table, sans allumer la télévision : car elle parasite les discussions et perturbe les signaux de satiété et de rassasiement. Après, on a tout oublié de ce qu'on a mangé !
5. Toutes les assiettes sont dressées dans la cuisine : j'évite le self service. Si besoin, j'utilise des assiettes plus petites qui, bien remplies, font penser qu'il y en a plus.
6. J'enlève la télévision de sa chambre.
7. Je limite les repas pris à l'extérieur à une fois par semaine.
8. Les objectifs à atteindre doivent être explicites, bien formulés et réalistes.
9. Je passe tous les jours avec lui les objectifs à tenir, mais sans lui mettre la pression.
10. Je le félicite tous les jours, dès qu'il a atteint les objectifs visés ensemble.

QUE FAIRE

Conseils pour un bébé

- Le lait de croissance est parfaitement adapté à ses besoins physiologiques, car il apporte du fer et des acides gras essentiels. Le lait de vache est trop riche en protéines : cela serait une raison de la prise de poids accélérée des enfants en bas âge.
- Ne diversifiez pas trop vite son alimentation. Commencez par les légumes et les fruits. Attendez qu'il ait six mois pour introduire la viande, le poisson et les aliments à base de farine, et neuf mois pour les œufs.
- Ajoutez un peu de matière grasse, mais pas trop.

QUE FAIRE

Conseils pour un jeune enfant

- Ne vous laissez pas entraîner par le goût naturel d'un enfant vers les saveurs sucrées.
- Servez de l'eau à table et buvez-en : rien de mieux que l'exemple !
- Réservez les sodas, les jus de fruits, les nectars et les boissons diverses pour d'autres moments et donnez-en peu.
- Ne sucrez pas les compotes et les salades de fruits. Laissez vos enfants s'habituer au goût des choses.
- Au supermarché, choisissez bien les desserts de fruits.
- Limitez sans l'interdire la consommation de bonbons, de confiture et de gâteaux.
- Faites attention aux céréales pour enfants : elles sont souvent trop riches en sucres et en graisses végétales.
- Salez le moins possible.
- Ne lui servez pas une portion de viande pour adulte.
- Un enfant reste un enfant : servez-lui une portion adaptée à son âge, pas à ses désirs ni aux vôtres.

QUE FAIRE

Conseils jusqu'à douze ans

- Misez sur la convivialité alimentaire, sur le sens du partage appris autour de la table. On construit son goût en famille, pas en solitaire.
- Rassurez vos enfants : ils ont besoin d'un étayage alimentaire, qui leur donne confiance en eux et leur permet de passer sans problèmes au stade adulte.
- Tenez bon pendant certaines périodes un peu crispantes, quand les enfants refusent tout – jusqu'à six ans environ. Ça ira mieux après.

4

Bougez, dormez et allez prendre l'air

Pour finir en beauté, abordons tout ce qui vous permettra de rester mince, de ne pas prendre de poids, et qui ne touche pas directement à la nourriture. C'est-à-dire le rythme de vie, le fait de rester sédentaire ou au contraire de bouger, selon vos possibilités et vos envies, le sommeil, la lumière, les techniques de relaxation... Apprendre à bien vivre, ça fait partie de la nutrition.

INFO

LA TÉLÉ EN CHIFFRES

✔Les Américains passent en moyenne 4 h 37 par jour devant leur poste.

✔Les Français en sont à 3 h 24 de temps cérébral disponible, entre autres, pour les publicités.

✔En 1 an, un enfant américain voit 10 000 publicités sur les produits alimentaires ! Acheter toujours plus, donc manger encore plus...

✔Les enfants les plus actifs et ceux qui passent le moins de temps devant un écran ont des risques diminués de développer un surpoids.

Trouvez du temps. Si si, vous en avez sûrement un peu quelque part.

De nos jours, c'est bien connu, vous vivez à l'ère du zapping. Vous faites trente-six choses à la fois, pensant que vos journées sont extensibles à volonté. Cette phrase fourre-tout est la phrase la plus entendue de la bouche des parents par les enfants en bas âge. Le temps ne nous appartient pas car c'est une donnée relative à l'échelle du cosmos. On ne prend pas le temps.

› Parole de médecin

« **Nombreuses sont les personnes** qui, en consultation, me disent : "Je n'ai pas le temps !"
Elles n'ont pas le temps de manger sereinement, de faire attention à ce qu'elles achètent et à ce qu'elles mettent dans leur assiette... Elles n'ont pas le temps de cuisiner, de dresser une jolie table, de partager un repas avec leurs enfants... Elles n'ont pas le temps de faire du sport, de bouger, de marcher jusqu'au prochain arrêt de bus, de sortir leur chien... Elles n'ont pas le temps de se coucher tôt et d'éteindre l'ordinateur ou la télévision avant minuit... Elles n'ont pas le temps, mais voudraient perdre 5 kilos avant la fin du mois... Stop ! »

Vous pouvez éviter d'être malade. Si si, c'est à votre portée.

Quand on mange d'une façon variée et équilibrée, on est moins et moins souvent malade. Cela peut paraître une évidence, mais cela est prouvé sur un plan scientifique : avec une alimentation saine et équilibrée, 30 % des cas de cancers disparaîtraient.

Les règles de base ? Vous les connaissez :

- moins ou pas de charcuterie du tout,
- la viande rouge une fois par semaine seulement,

- au moins 400 g de fruits et de légumes par jour – les fameux 5 fruits et légumes différents... –,
- bouger 30 minutes par jour,
- éviter de prendre du poids au cours de sa vie,
- limiter l'alcool.
- ne pas fumer.

Pas très original, c'est vrai, mais très efficace.

INFO

SPORTS AÉROBIQUES, SPORTS D'ENDURANCE

✔ Faites du jogging.

✔ Pratiquez la marche (rapide).

✔ Prenez votre vélo.

✔ Pratiquez la natation.

✔ Découvrez le ski de fond.

✔ Inscrivez-vous à un cours de gymnastique.

Regardez la télévision d'un mauvais œil.

Cela est valable pour tout le monde, petits et grands.

Surveillez de très près le temps que vos enfants passent devant le petit écran : chaque heure augmenterait d'une façon plus ou moins importante le risque général de décès, de cancer, de maladies cardiovasculaires, de surpoids et d'obésité. Passer 1 h 30 par jour devant la télévision paraît un seuil à ne pas franchir.

Marchez.

Marchez tous les jours pendant 30 minutes au moins et à un rythme soutenu. Achetez-vous un podomètre si besoin.

Pensez à tout ce qui peut vous aider et devenez votre propre coach. Outil numéro 1 : le podomètre.

Disponible dans les magasins de sport et sur Internet, le podomètre est un appareil qui vous permet de mesurer le nombre de pas que vous faites dans une journée.

- Ne prenez pas un modèle trop compliqué – et trop coûteux –, car vous risquez, sinon, de vite vous décourager. Un de mes patients a acheté un modèle de la marque Omron – rassurez-vous, je n'ai pas d'actions dans le capital de cette société... Simple d'utilisation, il distingue les pas rapides de la marche loisir.
- Votre objectif ? Faire entre 5 000 et 10 000 pas par jour. Si vous êtes en obésité

INFO

DORMEZ !

Chaque heure passée à dormir fait dépenser 60 kcal : il n'y a pas de petit profit ! Sachant que 20 kcal consommées en plus chaque jour vous feront prendre 1 kg à la fin de l'année.

et si vous ne faites que 2 000 pas par jour, fixez-vous des buts réalistes et tenables : en passant de 3 000 à 3 500 pas, c'est déjà une première victoire.

• Mettez le podomètre à votre ceinture ou suspendez-le autour du cou. Le système de ressort incorporé permet au compteur de comptabiliser toutes les secousses qui sont émises sur le sol par le pied. Un relevé quotidien pendant une semaine me paraît un bon indicateur, à la fois pour vous et pour le praticien qui vous suit éventuellement.

• L'usage du podomètre a une limite : il ne vous permet pas d'évaluer la dépense énergétique engagée par une activité. L'inactivité se situe en dessous de 3 000 pas par jour ; une activité faible se situe entre 3 000 et 6 000 pas par jour ; on devrait viser 10 000 pas par jour ; si vous voulez perdre du poids ou le stabiliser, 12 000 à 15 000 pas par jour sont nécessaires.

• Les résultats obtenus en pas peuvent être convertis en kilomètres. Certains podomètres affichent également la dépense calorique, mais cela relève du pur gadget et non pas de la réalité : vous pouvez donc vous en passer. En effet, certains résultats ainsi visualisés peuvent d'une manière imprudente vous inciter à craquer sur un redoutable steak tartare frites ketchup !

• Vous pouvez trouver un podomètre pour moins de 20 euros.

On continue. Outil numéro 2 : le cardiofréquencemètre.

Disponible dans les magasins de sport et sur Internet, le cardiofréquencemètre vous permet de travailler votre fréquence cardiaque de travail.

• La fréquence cardiaque maximale peut être calculée en soustrayant à 220 votre âge. Ainsi, si vous avez quarante ans, 220 – 40 = 180 battements par minute au maximum.

• La fréquence cardiaque de repos doit être précisée pour situer la fréquence cardiaque de travail.

Si votre fréquence cardiaque de repos se situe à 50/min, vous soustrayez ce nombre de la fréquence cardiaque maximale théorique. Ainsi, dans l'exemple ci-dessus, vous soustrayez 180/min, soit 180 – 50 = 130. Puis vous divisez par 2 (130/2 = 65) et vous ajoutez la fréquence cardiaque de repos, soit 65 + 50 = 115 battements par minute. Cela sera l'objectif à travailler dans l'endurance. Dans cet exemple, vous ne devez pas descendre à 100 ni monter à 130, mais rester à 115 battements par minute.

• Les chercheurs ont établi une relation entre la fréquence cardiaque, à partir d'un certain seuil d'activité, et la consommation d'oxygène. En cas d'exercices continus, stables et d'intensité modérée, la calibration de chaque appareil permet d'établir une conversion en dépense énergétique.

À noter : les personnes obèses non entraînées ne peuvent se fier qu'à la fréquence cardiaque et non pas à la dépense énergétique, qui sera faussée.

• Vous pouvez trouver un cardiofréquencemètre à partir de 50 euros.

INFO

INFO SOMMEIL

✔ Ces cinquante dernières années, la durée de sommeil d'un adulte a diminué sensiblement, passant de 8-9 heures à 7 heures par nuit.

✔ Les besoins en sommeil sont individuels : ils correspondent à la quantité de repos dont vous avez besoin pour être en forme le lendemain.

✔ Si vous pratiquez une activité physique soutenue le soir, cela retardera l'heure de votre endormissement. Même chose si vous vous exposez à une lumière forte.

Et on finit par l'outil numéro 3 : l'accéléromètre.

Un accéléromètre est vendu dans les magasins de sport et sur Internet.

• Chaque déplacement du corps provoque une accélération ou une décélération qui, théoriquement, est proportionnelle à la force musculaire exercée, donc à l'énergie dépensée. Avec cet appareil, il est possible de définir des profils individuels d'activité physique. L'accéléromètre est très utilisé dans la recherche fondamentale en nutrition, par exemple aux États-Unis.

• La mesure obtenue est exprimée en coups par minute, selon le temps. Par calcul, on peut déduire la dépense énergétique.

• Comptez 100 euros environ pour un accéléromètre de qualité, disposant de l'interface avec un ordinateur : cela permet un suivi plus complet de votre évolution. Certains accéléromètres sont couplés à des cardiofréquencemètres.

Faites du sport, oui. Et privilégiez les activités aérobiques.

La capacité aérobie est votre consommation maximale d'oxygène (en abrégé, on parle de VO² max). Cette consommation correspond au volume maximal d'oxygène qui peut être prélevé dans les poumons, transporté dans le système cardiovasculaire et utilisé par les muscles. Cette capacité aérobie est essentielle dans le contrôle du poids.

Les sports pratiqués en aérobie, les sports d'endurance, utilisent l'énergie fournie par l'oxydation des glucides et des lipides disponibles.

Ils vous aideront à beaucoup de choses :

- à perdre du poids ;
- à éviter les fluctuations de votre poids ;
- à réduire la graisse viscérale abdominale ;
- à renforcer la densité de vos os ;
- à vous aider à gérer votre stress ;
- à renforcer vos capacités intellectuelles ;
- à diminuer l'incidence des maladies cardiovasculaires et métaboliques telles que le diabète ;
- à réguler votre tension artérielle ;
- à retrouver ou à soutenir l'estime de soi...

Avec le temps, votre condition aérobique s'étiole un peu, diminuant de 1 % par an à partir de trente ans. Le surpoids et la sédentarité accélèrent cette déperdition. Si vous cherchez à augmenter votre capacité aérobie, vous retarderez du même coup le vieillissement général de votre organisme.

Contre la déprime et le grignotage, misez sur la lumière.

L'influence bénéfique de la lumière naturelle sur votre état de santé n'est plus à démontrer, surtout depuis les études sur la vitamine D.

Du fait de la latitude élevée, au changement d'horaire – on passe à l'heure d'hiver à la fin du mois d'octobre –, vous perdez en durée d'ensoleillement. Cela se ressent sur votre humeur, qui ne tarde pas à se déprimer.

Au fil du temps, toutes sortes d'astuces ont été trouvées et mises en place pour remédier à cela – le plaisir des yeux avec les illuminations de Noël, ainsi que le plaisir de l'odorat et du goût avec les chocolats et toutes les sucreries de fin d'année. Très nombreuses sont alors les occasions de craquer. Du coup, vous cherchez à vous faire plaisir avec du tryptophane en *shoot* chocolaté, qui vous aidera à doper votre humeur.

Un moyen plus rationnel – mais qui ne vous dispense pas d'apprendre puis de savoir craquer de temps en temps sur du bon chocolat – est de sortir, avant tout le matin, en hiver, pour améliorer votre humeur. Car la lumière ascendante matinale vous évitera de vous réfugier dans des aliments réconfortants, qui sont obligatoirement très caloriques, donc risquant de vous faire prendre du poids.

Les Canadiens et les Suédois, en particulier, œuvrent depuis longtemps en ce sens ; ils ont ainsi développé la luminothérapie, qui simule la lumière du jour. Grâce à cette technique, les dépressions saisonnières diminuent d'intensité voire disparaissent.

Ainsi, dans certains services de psychiatrie, des séances de photothérapie de 30 minutes sont prescrites : leur bénéfice est très net, notamment sur les troubles du comportement alimentaire.

Attention : les instituts de bonzage qui ont pignon sur rue ne peuvent en aucun cas être une solution. Prudence : veillez à votre peau !

FAITES TOUTE LA LUMIÈRE SUR VOTRE PROBLÈME

- **L'hiver, ne restez pas à déprimer, donc à grignoter et à prendre du poids.**
- **Sortez le matin faire une petite promenade.**
- **Pensez à la luminothérapie.**

QUE FAIRE

Conseil aux enfants : faites de beaux rêves.

- Respectez le sommeil de vos enfants : il leur faut 11 heures par nuit en moyenne. Ceux qui dorment moins de ce quota voient leur risque de surpoids grimper de 40 %. Et ce risque est augmenté de 300 % quand les nuits sont courtes, c'est-à-dire inférieures à 9 heures. Pensez-y le soir, au moment du coucher.

QUE FAIRE

Conseils aux ados : dormir, ce n'est pas perdre son temps.

- Il est indispensable de revaloriser l'idée même de dormir chez vos adolescents. Non, ils ne vont pas perdre leur temps, bien au contraire. Non, ce n'est pas plus cool d'être en privation chronique de sommeil ni de se coucher à pas d'heure. Surtout, comme les enfants, ils ont plus de risques d'être en surpoids.

QUE FAIRE

Et conseils aux adultes : si vous surveillez votre ligne, surveillez votre sommeil.

- Longtemps, on a considéré le sommeil comme une période d'inactivité du cerveau. Aujourd'hui, on sait que cela est totalement faux, et on sait aussi qu'il existe des liens étroits entre le sommeil et l'obésité. Nombreuses sont les études qui confirment l'influence chronique de la durée de notre sommeil sur diverses voies métaboliques, impliquant, entre autres, la leptine. Et la leptine, qu'est-ce que c'est ? C'est une hormone qui contrôle la satiété et l'insuline.

- Chacun d'entre nous a un cycle de sommeil qui lui est propre. Tandis que les petits dormeurs ont besoin de moins de 6 voire 5 heures par nuit, les gros dormeurs dépassent allègrement les 9 heures. Mais attention : les petits comme les gros dormeurs ont une mortalité plus élevée que celle des dormeurs moyens et présentent plus de risques de devenir obèses. Conclusion : mieux vaut être dans la moyenne.

- Mieux vaut, surtout, ne pas vous priver de sommeil, ne pas regarder tard la télévision et partir vous coucher dès que les premiers signes de fatigue se font sentir. Quand on dort mal ou trop peu, on a tendance à davantage manger et grignoter. Selon une expérience réalisée, l'apport alimentaire peut être de l'ordre de 300 kcal de plus par jour – ce qui est loin d'être négligeable.

Ne chauffez pas trop.

Pour la température de votre appartement ou de votre maison, restez dans une bonne moyenne, ni trop chaud ni trop froid.

Si la température ambiante est élevée – c'est-à-dire si elle dépasse 20 °C –, elle empêche l'activation de la graisse brune – cette graisse qui dissipe de l'énergie, comme chez les animaux hibernants...

À l'opposé, attention à l'air conditionné, car il stimule l'appétit. En effet, d'ordinaire, en cas de fortes chaleurs, votre appétit est réfréné. Mais, dans l'air climatisé de votre bureau, votre organisme ne peut plus faire jouer sa régulation.

Cassez le rituel du retour chez vous. Sortez de cet engrenage stress-angoisse/nourriture-récompense.

Le plus important est de casser le rituel du retour chez vous, après une journée de stress : il y a eu les encombrements, les transports en commun bondés, en retard ou en grève, la tête d'enterrement des autres usagers, le manque de civilité de certains d'entre eux, le harcèlement au bureau, les pressions professionnelles, la pénibilité de votre travail, le manque de travail, la maladie, le manque de luminosité, la fatigue persistante, le manque de sommeil, les insomnies...

Très nombreuses sont les personnes qui, dès qu'elles sont rentrées chez elle, filent tout de suite la tête dans le frigo, allument la télévision à l'heure où passent la plupart des publicités pour les produits alimentaires et s'écroulent sur leur canapé, un paquet de chips ou de cookies à la main...

Le réflexe pavlovien se met vite en place : « Je rentre, j'allume la télé, je mange. » Alors, on mange d'une manière compulsive, pour se remplir. Alors, on mange vite, avec angoisse et culpabilité, sans choix raisonné. L'aliment est devenu un médicament et un instrument de compensation, comme la cigarette ou l'alcool pour d'autres.

De toute urgence, il faut « déritualiser » votre quotidien, casser cet enchaînement infernal. Comment ? Pourquoi ne pas commencer par des techniques de relaxation ?

Cherchez toutes les techniques et les pratiques de relaxation qui peuvent vous être utiles.

Pour lutter contre les fringales et autres grignotages, je ne saurais trop vous conseiller le recours aux médecines traditionnelles et autres pratiques. Les massages, la réflexologie plantaire et la sophrologie, par exemple, et tout ce qui peut vous aider à vous relaxer, sont hautement bienvenus.

- **Le massage :** il possède de nombreux avantages. En agissant sur votre stress, il agit également sur vos éventuelles compulsions alimentaires.

Quand on s'occupe de soi, on se jette moins spontanément sur la nourriture grasse et sucrée, on tombe moins dans la compensation. Le temps que vous passerez à vous faire masser n'est donc pas du temps perdu ; au contraire, il est bénéfique à la fois pour le moment présent et pour la suite.

Même si vous avez un petit budget, un massage une fois par trimestre peut vous faire du bien, l'idéal étant une fois par mois.

Renseignez-vous autour de vous : de bons massages sont accessibles à partir de 50 €. Choisissez un massage relaxant et non dynamique.

- **La réflexothérapie plantaire :** elle peut également vous aider en facilitant votre digestion et en agissant sur votre stress. Dans la médecine chinoise, le pied concentre tous les organes.

La séance dure 30 minutes et coûte entre 30 et 40 €.

- **La sophrologie :** elle peut également offrir une aide appréciable.

- **L'hypnose :** dans le domaine de la gestion du poids, l'hypnose paraît une piste intéressante ; des études réalisées à ce sujet paraissent prometteuses. Renseignez-vous sur arche-hypnose.com.

- **La relaxation :** si votre budget est vraiment serré, pratiquez chez vous. Achetez-vous un CD de musique de relaxation et travaillez sur votre lit des exercices de respiration.

Pour ce qui est de la gestion du poids, je suis plus circonspect sur les bénéfices apportés par des techniques telles que la mésothérapie et l'acupuncture.

QUE FAIRE ?

- Choisissez la pratique qui vous convient.
- Inscrivez au cours de votre choix : yoga, qi gong, tai chi, relaxation, gym douce, pilates…
- Deux à trois fois par jour, étirez-vous comme un chat : ça vous déstressera.

Partez en vacances !

La meilleure des médecines qui, hélas, n'est pas remboursée par la sécurité sociale, c'est de partir en vacances, c'est d'aller s'aérer. Car on ne le répétera jamais assez : l'amélioration de son état nutritionnel passe par l'amélioration de son pouvoir d'achat.

Si vous ne partez pas en congés, vous risquez davantage de développer des réactions de compensation alimentaire. Et cela touchera aussi vos enfants : en tant que parents, vous aurez tendance à, de nouveau, vouloir compenser, à leur prouver votre amour par des apports de nourriture…

ON RÉSUME EN 10 POINTS

1. Cassez votre télévision. Bon, au mieux, débranchez-la.
2. Allez marcher un peu, ça vous détendra.
3. Faites du vélo, de la natation ou de la gym.
4. Dormez et faites de beaux rêves.
5. Chez vous, ne chauffez pas trop.
6. Ne passez pas votre temps à vous peser.
7. Choisissez une technique de relaxation.
8. Partez en vacances.
9. Pensez à autre chose.
10. Vivez.

LE TÉMOIGNAGE *de Julien*

Un parcours

« Du haut de mes 1,90 mètre et de mes 130 kilos, j'ai depuis ma plus tendre enfance la panoplie du gros : la paire de seins, les bourrelets et toute la métrique qui va avec : une fréquence cardiaque à 110 au repos, un tour de taille à faire rougir une femme enceinte et une tension aussi élevée que la probabilité de mourir d'un infarctus. Cela me fait souvent commencer la nouvelle année aux urgences. Une bonne résolution toute trouvée : il faut que ça change ! Comme le dit l'adage, " Qui veut voyager loin ménage sa monture " : à vingt-cinq ans, tout indiquait que ma durée de vie était bien entamée.

« De retour chez moi, direction un nutritionniste choisi au hasard, le plus proche de chez moi. Après 5 minutes de consultation et 50 € déboursés, je ressors avec un formulaire pour la constitution de mes menus. Application du protocole, sans pour autant modifier globalement mon mode de vie. Mais rien ne change : l'aiguille de la balance reste sur 130. Vie privée mouvementée, beaucoup d'invitations et, pour le contenu de mon assiette, peu d'attention. Accumulation de stress, mauvaises habitudes ancrées dans mon quotidien depuis des années : grignotage avec de la brioche et du beurre, alcool sans modération à chaque occasion et, surtout, chaque repas se termine avec une note sucrée.

« Après quelques semaines et une discussion avec mon médecin traitant, direction un autre nutritionniste. Il ne prend pas cher pour les étudiants, après 25 € et une demi-heure passée à faire un premier bilan, je sens une relation de confiance s'installer et un réel accompagnement se mettre en place. Mais je comprends que les efforts seront à faire de mon côté. Je suis bien décidé à changer, à m'investir. Je me renseigne sur les valeurs nutritives des aliments, sur les dépenses énergétiques, sur les nutriments, les risques et les bénéfices de mon assiette ; je lis des livres et consulte des sites Internet ; je mène ma propre enquête et finis par en connaître plus que certains nutritionnistes...

Je confectionne moi-même mes repas et troque ma carte de transport contre une bonne paire de chaussures. En route pour 1 à 2 heures de marche tous les jours, la seule activité que je peux pratiquer vu le traumatisme osseux généré par toute autre activité soutenue. Je commence à perdre, enfin. Après 4 mois, 30 kilos ont déjà disparu. Mais je continue, avec un rythme de vie soutenu. Je fais attention au carburant qui alimente la machine. Calories, lipides, glucides et surtout protéines : tout est calculé pour alimenter la machine sans excès.

« La perte de poids aidant, je peux désormais avoir une activité physique plus intense sans traumatiser mes articulations. Pourquoi ne pas courir ? Après 10 minutes, essoufflé, je me sens revivre. Deux mois après, je commençais à courir 1 heure trois fois par semaine. La perte continue au fil du temps et de l'activité. Je deviens de plus en plus restrictif et, l'activité sportive aidant, je perds de plus en plus. D'obèse je passe à fin, puis à maigre. Peu à peu, la perte de poids et la pratique sportive deviennent une obsession. Je commence à voir mes os, mon visage se creuse. Isolement social, refus des invitations pour contrôler l'alimentation et se préparer au prochain exploit sportif de la semaine. Les amis se font plus rares, je me sépare de ma compagne, avec en tête un seul objectif : courir, nager et peu manger. Conséquences physiologiques directes : malaises, nausées. Ces signaux ne sont pas pris en compte et je garde le cap sur la perte de poids.

« Après 3 ans de restriction, l'aiguille arrive à 59 kilos. Trop bas pour un homme de trente ans mesurant 1,90 mètre. Les malaises sont à répétition, entraînant visites chez le médecin et courts séjours à l'hôpital. Constat immédiat : il faut reprendre du poids tout en contenant les écarts et éviter la prise de graisse. Bref, rééquilibrer l'activité quotidienne et le contenu de l'assiette. Début de la pratique de la musculation, ingestion de plus de protéines pour construire du muscle et reprise d'un semblant de vie sociale. Je remonte vers les 65 kilos. Je me sens mieux. Vient alors la conviction qu'il me faut renforcer ma musculature. Je diversifie mes activités entre vélo, course à pied, musculation. La vie sociale reprend son cours, je participe à des événements. La vie reprend.

« Aujourd'hui, l'aiguille de ma balance est plus ou moins stable et signale 70 kilos, variant de deux à trois kilos au rythme de ma vie sociale, de mon activité et de mon humeur. Mon rythme cardiaque est passé de 110 à 50 au repos, ce qui m'évitera le triple pontage avec les cinquante ans... Mes projets professionnels et personnels sont nombreux, de même que les dîners entre amis. L'activité est là pour effacer certains écarts, tout simplement.

« Au cours de ces cinq années, j'ai beaucoup appris. Dans l'absolu, perdre du poids n'est pas difficile, et il est aisé de perdre plusieurs kilos sur une durée fixe. Mais perdre sur le long terme est plus ardu. Il faut comprendre qu'on ne fait jamais de régime, mais juste un rééquilibrage de notre mode de vie global, où l'alimentation n'est qu'une composante. Il faut perdre ses mauvaises habitudes pour en adopter de nouvelles, plus saines, ce qui amène à perdre durablement sa bedaine.

Décider de changer sur le long terme requiert une réelle volonté, et pas un simple changement passager : c'est la principale raison qui fait que la plupart des régimes, par leur caractère dogmatique et restrictif, échouent sur le long terme. Car, après la période de disette tellement promue par les régimes usuels, (re)tomber dans des excès conduit à reprendre le poids perdu ou à perdre trop. La seule solution durable ? Être l'investigateur de sa perte de poids, l'auteur de sa propre méthode pour reconquérir un amour propre bien souvent perdu et une confiance en soi. Dans ce processus, le nutritionniste n'est qu'un support, un moyen de vous accompagner sur ce chemin, mais sûrement pas un maître à penser qui vous indique une route toute tracée. »

Ne troquez pas une addiction pour une autre.

Aujourd'hui, Julien n'utilise plus la nourriture comme une béquille.

Parce qu'il avait une faillite de son image, parce qu'il ne s'appréciait pas, il cherchait à s'abriter derrière des aliments gras et sucrés. En se réveillant, il s'est révélé et s'est rendu compte qu'il pouvait s'autoriser à vivre sa vie en extériorisant ses sentiments.

Le risque, c'est de quitter une addiction pour en adopter une autre. Julien avait un corps trop lourd à manœuvrer ; puis il a eu un corps qui répondait, mais qui était bien trop léger. Et son risque constant est encore de négliger l'alimentation, qui n'est toujours pas perçue sous l'angle du plaisir.

Pas une seule fois, il n'évoque ce terme. Son discours est scientifique, truffé de protéines, de glucides, de lipides, de rythme cardiaque et de musculature, mais où est le plaisir ?

60 CONSEILS

pour finir

Le plaisir des sens, le plaisir de cuisiner, de manger ensemble, de partager un bon repas et des émotions... Voilà votre défi à vous aussi.

Ne cloisonnez pas tout, restez ouvert et replacez le plaisir au centre de votre vie.

60 CONSEILS
pour finir

- Fixez-vous des objectifs raisonnables, réalistes, validés et durables dans le temps.
- Ne parlez pas devant une tierce personne que vous voulez suivre un régime : en France, on compte quelque 60 millions de diététiciens et d'apprentis Dr Dukan !
- Différenciez bien la faim de l'envie de manger : est-ce dans votre tête ou dans votre estomac ?
- Si vous avez faim, passez à table sans tarder.

Pendant les repas

1 > Mangez toujours assis, dans le calme.

2 > Ne sautez jamais de repas.

3 > Recalez vos horaires de repas en évitant leur élasticité.

4 > Mangez à heures régulières, trois fois par jour, de préférence dans une pièce bien aménagée et bien rangée, avec des chaises et une table d'une hauteur convenable.

5 > Déclinez votre repas en entrée, plat et dessert, avec fromage ou yaourt.

6 > Égayez la présentation de votre table avec des fleurs, une nappe de couleur et de jolies assiettes.

7 > Disposez d'une vaisselle de taille variable, qui permet d'adapter le contenu à vos besoins réels : choisissez de petites assiettes si vous ne voulez pas dévorer.

8 > Prenez votre temps pour manger.

9 > Sacralisez le repas en évitant toute interférence avec la télévision, l'ordinateur et le téléphone portable.

10 > Pendant le repas, restez assis et demandez à votre famille de le faire. Ne vous levez qu'à titre exceptionnel.

11 > Mangez lentement, en vous relaxant et en faisant une pause pendant le repas.

12 > Mastiquez en baladant les aliments de gauche à droite en bouche.

13 > Placez de l'eau sur la table.

14 > Et buvez de l'eau !

15 > Limitez les sauces d'accompagnement.

16 > Jouez sur les couleurs des aliments, des fruits et des légumes.

17 > Panachez les assiettes en variant les goûts.

18 > Utilisez des épices, des aromates et des condiments.

19 > Débutez votre repas par une soupe ou des crudités : cela commencera à remplir votre estomac.

20 > Mangez sans culpabilité ni tyrannie, donc sans remarque désobligeante.

21 > À table, essayez d'être positif afin que le repas soit un moment de convivialité et non de stress.

22 > Mangez suffisamment à table.

23 > Servez-vous une seule fois.

24 > Ne faites pas de va-et-vient dans la cuisine.

25 > N'emportez pas d'aliments hors de la pièce à manger.

26 > Faites durer votre repas au moins 20 minutes.

27 > Sortez de table tout de suite après avoir fini.

28 > Rangez tout de suite la table en replaçant les aliments dans les placards ou au réfrigérateur.

29 > Ne sortez pas de table en ayant encore envie de manger : ça vous évitera de grignoter l'après-midi ou le soir.

Dans la journée

30 ➤ Mangez pour maigrir, donc évitez de manger entre les repas.

31 ➤ Si vous grignotez, notez le moment, le lieu et les circonstances des grignotages – si vous êtes seul ou non, si vous êtes triste, stressé, angoissé...

32 ➤ Prenez en photo vos écarts et vos grignotages.

33 ➤ Recalez vos horaires pour ne pas tomber dans l'anarchie alimentaire et l'anarchie de vie.

34 ➤ Ne vous couchez pas trop tard pour éviter de manger juste avant de dormir.

35 ➤ Dans la journée, buvez beaucoup d'eau à température ambiante.

36 ➤ Faites-vous soigner les dents sans tarder. Si le coût est trop élevé, allez en faculté dentaire, où les soins, de qualité, sont meilleur marché.

37 ➤ Zappez au moment des publicités télévisées.

38 ➤ Si vous mangez devant la télévision, préparez-vous un plateau-repas et ne mangez que ce qu'il contient. Ne vous levez plus pour aller chercher autre chose.

Pour les courses

39 ➤ Faites vos courses avec une liste, après avoir mangé et dans un magasin que vous connaissez afin de ne pas errer dans les rayons.

40 ➤ Apprenez à lire les étiquettes où figure la liste des ingrédients, classés par ordre décroissant.

41 ➤ Évitez de céder aux achats réflexes.

42 ➤ Faites attention à ne pas céder systématiquement aux produits placés en tête de gondole.

43 ➤ Surveillez le remplissage de votre chariot, surtout si vous êtes accompagné de vos enfants qui y placent des produits souvent superflus.

44 ➤ Acceptez aussi l'idée d'acheter des aliments plaisir qui, s'ils ne sont pas très intéressants sur le plan nutritionnel, seront à déguster en famille et constitueront un moment de convivialité.

45 ➤ Choisissez des produits alimentaires dont l'apport en protéines est le double de celui en lipides.

46 ➤ Méfiez-vous de la taille des paquets.

47 ➤ Préférez les sachets individuels aux maxi-portions.

48 ➤ Prévoyez toujours les aliments de base et les produits surgelés.

49 ➤ Essayez de ne pas tout payer en carte bleue : ça vous fait croire que votre budget alimentaire est illimité ! Payez certaines courses en espèces.

50 ➤ Ne cédez pas aux promotions alléchantes, qui sont parfois plus coûteuses au kilo que le produit acheté à l'unité. Vérifiez.

51 ➤ Fréquentez aussi les marchés, les petits producteurs et les Amap (Associations pour le maintien d'une agriculture paysanne : reseau-amap.org). Si votre budget est serré, allez dans les épiceries solidaires qui font également un travail remarquable (Andes : epiceries-solidaires.org).

52 ➤ Sortez les biscuits, les bonbons et le chocolat de leurs emballages et rangez-les dans des récipients opaques, à l'abri de vos regards.

Dans la vie

53 > Fuyez tout régime restrictif, car il est, par nature, antisocial.

54 > Quand un médecin vous prescrit un régime amaigrissant, posez-vous toujours la question : Parviendrait-il lui-même à suivre les conseils qu'il vous dicte ? Un peu comme le médecin fumeur qui vous recommande d'arrêter de fumer...

55 > Apprenez à dire non : c'est le premier pas vers l'affirmation de soi.

56 > Gérez votre stress en vous aidant des techniques de relaxation, du tai chi, du qi gong, du yoga, de la méditation, des massages ayurvédiques...

57 > Déculpabilisez.

58 > Apprenez à vous faire plaisir.

59 > Si besoin, craquez de temps en temps avec un aliment qui vous fait vraiment plaisir et dégustez-le sans aucune culpabilité.

60 > Dites-vous que manger, c'est la vie, c'est partager, c'est acquérir une culture et la faire partager, c'est du plaisir.

ANNEXES

ARTICLES ET PUBLICATIONS SCEINTIFIQUES

Première partie

L'échec des régimes expliqué sur le plan hormonal

SUMITHRAN, P. *et al.*, « Long-Term Persistence of Hormonal Adaptations to Weight Loss », ***The New England Journal of Medicine,*** 2011, 365, p. 1597-1604.

Tous les régimes mènent aux mêmes résultats

SACKS, F.M. *et al.*, « Comparison of Weight-Loss Diets with Different Compositions of Fat, Protein, and Carbohydrates », ***The New England Journal of Medicine***, 2009, 360, p. 859-873.

Les stéréotypes alimentaires et la perception erronée de ce que nous mangeons

OAKES, M.E., « Stereotypical Thinking about Foods and Perceived Capacity to Promote Weight Gain », ***Appetite***, 2005, vol. 44, 3, p. 317–324.

LEMIEUX, S., « Aliments et santé : mythes et réalités », Institut des nutraceutiques et des aliments fonctionnels (INAF), université de Laval, 28 mai 2009.

CHANDON, P. et WANSINK, B., ***Is Food Marketing Making Us Fat ?***, Hanover, Ma., Now Publishers Inc., 2011.

Le comportement alimentaire

LE BARZIC, M., « Le blues du mangeur : comment manger sans péché ? », ***Cahiers de nutrition et de diététique***, juin 2006, vol. 41, 3, p. 167-170.

La néoglucogenèse

Mithieux, G. [Inserm 855 Nutrition et cerveau] *et al.*, « Mu-Opioid Receptors and Dietary Protein Stimulate a Gut-Brain Neural Circuitry Limiting Food Intake », ***Cell***, 5 juillet 2012.

La restriction calorique n'augmente pas la longévité, sauf chez les personnes obèses

Fontana, L. et Klein, S., « Aging, Adiposity, and Calorie Restriction », ***The Journal of American Medical Association***, 2007, 297 (9), p. 986-994.

Le cerveau, le stress et le sucre

Peters, A., « Does Sugar Addiction Really Cause Obesity ? », ***Front Neuroenergetics***, 2011, vol. 3, p. 11.

Le tissu adipeux

Le Tissu adipeux : une éponge à polluants ?, 3e Rencontre chirurgiens-médecins, chirurgie de l'obésité, AFERO-SOFFCO, Paris, 12 juin 2009, R. Barouki, Inserm UMR-S 747, signalisation en toxicologie de l'environnement et du médicament, université Paris Descartes.

Clément, K. *et al.*, « Que devient le tissu adipeux dans l'obésité ? », ***Cahiers de nutrition et de diététique***, 2011, vol. 46, 5, p. 224-229.

L'indice de masse corporelle

De Gonzalez, A. *et al.*, « Body-Mass Index and Mortality Among 1.46 Million White Adults », ***The New England Journal of Medicine***, 2011, vol. 363, 23, p. 2211-2219.

La part des protéines et l'indice glycémique dans le maintien du poids

LARSEN, T.M. *et al.*, « Diets with High or Low Protein Content and Glycemic Index for Weight-Loss Maintenance », ***The New England Journal of Medicine***, 25 novembre 2010, 363, p. 2102-2113.

Le risque potentiel des édulcorants pour les femmes enceintes

HALLDORSSON, T.I. *et al.*, « Intake of Artificially Sweetened Soft Drinks and Risk of Preterm Delivery : a Prospective Cohort Study in 59,334 Danish Pregnant Women », ***The American Journal of Clinical Nutrition***, 2010, 92, p. 626-633.

La ménopause et la prise de poids

STURDEE, D.W. et MACLENNAN, A.H., « The Weight Problem », ***Climacteric***, avril 2007, 10 (2), p. 83-84.

Les risques des régimes

STEIN, K., « High-Protein, Low-Carbohydrate Diets : Do they Work ? », ***Journal of the American Dietetic Association***, 2000, 100, p. 760-761.

SHAI, I. *et al.*, « Weight Loss with a Low-Carbohydrate, Mediterranean, or Low-Fat Diet », ***The New England Journal of Medicine***, 2008, 359, p. 229-241.

FOO, S. *et al.*, « Vascular Effects of a Low-Carbohydrate High-Protein Diet », ***Proceedings of the National Academy of Sciences***, 24 août 2009.

Groupe de travail « Évaluation des risques liés à la pratique de régimes à visée amaigrissante », présidé par J.-M. Lecerf (Institut Pasteur), comité d'experts spécialisés « Nutrition humaine », ***Évaluation des risques liés aux pratiques alimentaires d'amaigrissement***, Agence nationale de sécurité sanitaire de l'alimentation, de l'environnement et du travail (Anses), rapport d'expertise collective, novembre 2010 (pdf disponible sur anses.fr).

The American Heart Association, « High-Protein Diets », 20 juin 2011 (americanheart.org/presenter.jhtml?identifier=11234).

Les relations entre la nutrition et la santé

Nutrinet-Santé, enquête lancée sur Internet en 2009, supervisée par S. Hercberg (U557 Inserm/Inra/Cnam/Paris-13) [etude-nutrinet-sante.fr].

Il existe un lien entre une sous-alimentation de la mère et les risques d'obésité et de diabète de l'enfant

Begum, G. *et al.*, « Epigenetic Changes in Fetal Hypothalamic Energy Regulating Pathways are Associated with Maternal Undernutrition and Twinning », ***Federation of American Societies for Experimental Biology***, 26, avril 2012, p. 1694-1703.

Les médicaments et le surpoids

Chabroux, S., « Médicaments et prise de poids : lesquels peuvent être réellement incriminés ? », ***Réalités en nutrition et en diabétologie***, mars-avril 2010, 25, p. 20-24.

Seconde partie

Conseils pour équilibrer ses menus

Agence de l'environnement et de la maîtrise de l'énergie (Ademe) ecocitoyens.ademe.fr/mes-achats/bien-acheter/alimentation

Les habitudes alimentaires

Deuxième étude individuelle nationale des consommations alimentaires (INCA2), 2006-2007, menée en France sur 4000 personnes âgées de 3 à 79 ans (anses.fr).

La diversité alimentaire est plus forte en France qu'aux États-Unis

MATHÉ, T., FRANCOU, A., COLIN, J. et HÉBEL, P., ***Comparaison des modèles alimentaires français et états-uniens***, Centre de recherche pour l'étude et l'observation des conditions de vie (Crédoc), ***Cahier de recherche***, décembre 2011, 283 (credoc.fr/pdf/Rech/C283.pdf).

Manger équilibrer ne coûte pas nécessairement plus cher

« Alimentation, santé et petit budget », revue du Centre de recherche et d'études nutritionnelles (Cerin), septembre 2012, 58 (cerin.org).

La diffusion de l'obésité dans un large réseau social

CHRISTAKIS, N.A. et FOWLER, J.H., « The Spread of Obesity in a Large Social Network over 32 Years », ***The New England Journal of Medicine***, 357, juillet 2007, p. 370-379.

Se rappeler son repas précédent permet de manger moins au suivant

HIGGS, S. et DONOHOE, J.E., « Focusing on Food During Lunch Enhances Lunch Memory and Decreases Later Snack Intake », ***Appetite***, 2011, vol. 57, 1, p. 202-206.

Il existe un lien entre la fréquentation de certains hypermarchés et le surpoids des clients

CHAIX, B. [Inserm U707] *et al.*, « Associations of Supermarket Characteristics with Weight Status and Body Fat : A Multilevel Analysis of Individuals within Supermarkets (Record Study) », ***PlosOne***, 7(4), avril 2012 (plosone.org).

Il existe un lien entre la restauration rapide et la dépression

SÁNCHEZ-VILLEGAS, A. *et al.*, « Fast-Food and Commercial Baked Goods Consumption and the Risk of Depression », ***Public Health Nutrition***, vol. 15, 3, mars 2012, p. 424-432.

La relation entre le sommeil de courte durée et l'obésité

ST-ONGE, M.-P. *et al.*, « Short Sleep Duration Increases Energy Intakes but Does Not Change Energy Expenditure in Normal-Weight Individuals », ***The American Journal of Clinical Nutrition***, 2011, vol. 94, 2, p. 410-416.

Les émissions de télévision sur la nourriture inciteraient les personnes qui suivent un régime à manger plus, mais pas les autres !

SHIMIZU, M. et WANSINK, B., « Watching Food-Related Television Increases Caloric Intake in Restrained Eaters », ***Appetite***, 2011, vol. 57, 3, p. 661-664.

Le risque de mortalité augmente avec le nombre d'heures passées devant la télévision

DUNSTAN, D. *et al.*, « Television Viewing Time and Mortality », ***Circulation***, 11 janvier 2010, 121, p. 384-391.

Comment les pratiques de l'industrie agroalimentaire et de la publicité influencent les choix des enfants

MCGINNIS, J.M. (dir.), ***Food Marketing to Children and Youth : Threat or Opportunity ?***, Washington, The National Academies Press, 2006.

NESTLE, M., « Food Marketing and Childhood Obesity », ***The New England Journal of Medicine***, 15 juin 2006, 354, p. 2527-2529.

Chez l'enfant, la familiarité d'un aliment augmente le pouvoir rassasiant perçu

HARDMAN, C.A., MCCRICKERD, K. et BRUNSTROM, J.M., « Children's Familiarity with Snack Foods Changes Expectations about Fullness », ***American Journal of Clinical Nutrition***, 2011, vol. 94, 5, p. 1196-1201.

BIBLIOGRAPHIE

ARIÈS, Paul, ***Les Fils de McDo. La McDonalisation du monde***, Paris, L'Harmattan, 1997.

ASCHER, François, ***Les Nouveaux Compromis urbains. Lexique de la ville plurielle***, La Tour d'Aigues, Éditions de l'Aube, 2008.

BANERJEE, Abhijit et DUFLO, Esther, ***Repenser la pauvreté***, Paris, Seuil, collection « Les livres du nouveau monde », 2012.

BARDOLLE, Olivier, ***Éloge de la graisse***, Paris, Jean-Claude Gawsewitch, 2006.

BASDEVANT, Arnaud (dir.), avec la collaboration de Jean-Luc BOUILLOT, Karine CLÉMENT, Jean-Michel OPPERT et Patrick TOURNIAN, ***Traité de médecine et chirurgie de l'obésité***, Paris, Lavoisier, Médecine Sciences Publications, 2011.

BERNARD, Jean et DAUSSET, Jean, ***La Mosaïque humaine***, Paris, Calmann-Lévy, 2000.

BILLAUX, Marie-Sylvie (dir.), ***Le Goût du sucre. Plaisir et consommation***, Paris, Autrement, collection « Mutations », 2010.

BIZARD, Frédéric, ***Une ordonnance pour la France***, Vergèze, Thierry Souccar, 2012.

BOURRE, Jean-Marie, ***Bien manger. Vrais et faux dangers***, Paris, Odile Jacob, 2008.

CHEVALLIER, Laurent, ***Je maigris sain, je mange bien***, Paris, Fayard, 2011.

CHOZEN BAYS, Jan, ***Manger en pleine conscience. Redécouvrir la sagesse innée du corps***, traduit de l'anglais, Montréal, Le Jour, 2011.

CSERGO, Julia (dir.), ***Trop gros ? L'obésité et ses représentations***, Paris, Autrement, collection « Mutations », 2009.

CYRULNIK, Boris, ***Mourir de dire. La honte***, Paris, Odile Jacob, 2010.

DARWIN, Charles, ***L'Origine des espèces*** (1859), traduit de l'anglais, Paris, Flammarion, collection « GF », 1999.

DESGROSEILLERS, Julie, ***Manger des bananes attire les moustiques... et plus de 150 autres mythes et réalités en matière d'alimentation***, Montréal, Les Éditions La Presse, 2009.

JOUSSELME, Catherine et DELAHAIE, Patricia, ***Comment l'aider à... manger juste***, Toulouse, Milan, 2008.

NICOLINO, Fabrice, ***Bidoche. L'industrie de la viande menace le monde***, Paris, Les liens qui libèrent, 2009.

PETRINI, Carlo, ***Slow Food. Manifeste pour le goût et la biodiversité***, Gap, Yves Michel, 2005.

Picq, Pascal, ***Au commencement était l'homme***, Paris, Odile Jacob, 2009.

Pouradier, Gérard, ***Vous reprendrez bien un peu de pesticides ? Ces fruits et légumes qui nous empoisonnent***, Paris, L'Archipel, 2010.

Rémésy, Christian, ***Que mangerons-nous demain ?***, Paris, Odile Jacob, 2005.

Rémésy, Christian, ***L'Alimentation durable. Pour la santé de l'homme et de la planète***, Paris, Odile Jacob, 2010.

Reymond, W., ***Toxic. Obésité, malbouffe, maladies... Enquête sur les vrais coupables***, Paris, Flammarion, collection « J'ai lu », 2007.

Schlosser, Éric, ***Les Empereurs du fast-food. Le cauchemar d'un système tentaculaire***, Paris, Autrement, collection « Frontières », 2003.

Simon, François, ***Pique-assiette. La fin d'une gastronomie française***, Paris, Grasset, 2008.

Taubes, Gary, ***Fat. Pourquoi on grossit. La fin du mythe des calories, les vraies réponses de la science***, traduit de l'anglais, Vergèze, Thierry Souccar, 2012.

Vigarello, Georges, ***Les Métamorphoses du gras. Histoire de l'obésité***, Paris, Seuil, 2010.

Wansick, Brian, ***Conditionnés pour trop manger. Comment l'environnement influence votre appétit***, traduit de l'anglais, Vergèze, Thierry Souccar, 2009.

WAYSFELD, Bernard, ***Le Poids et le Moi***, Paris, Armand Colin, 2006.

ZERMATI, Jean-Philippe, ***Maigrir sans régime***, Paris, Odile Jacob, 2004.

ZERMATI, Jean-Philippe et APFELDORFER, Gérard, ***Mensonges, régime Dukan et balivernes***, Paris, Odile Jacob, 2012.

INDEX

E

F

S

T

V

Y

Z

TABLE DES MATIÈRES

TABLE DES MATIÈRES

Première partie
AVANT

Seconde partie

APRÈS

Du même auteur

Le Régime mastication,
Thierry Souccar, 2009.

Question de poids. Mes réponses, ma méthode,
Marabout, 2008.

Le Plaisir sans les kilos. Pour maigrir, il faut manger,
Jean-Claude Gawsewitch, 2007, rééd. poche, Marabout, 2008.

Maigrir. Trouvez votre poids idéal,
Ramsay, 2003, rééd. poche, Marabout, 2004.

En collaboration

Avec Katrin Acou-Bouaziz, ***Bien manger en attendant bébé***,
First, 2011.

Avec Sioux Berger, ***Ma To-Do List minceur. 100 listes pour aller à l'essentiel***,
Marabout, 2011.

Avec Marina Carrère d'Encausse, Michel Cymes et Vincent Rousselet-Blanc,
L'Alimentation. Vos questions, nos réponses,
Hachette Pratique, collection « Bonjour docteur », 2011.

Avec Nathalie Faure, ***Mon carnet (à remplir) pour réussir un régime (pour de bon...)***,
Marabout, 2010.

Avec Marie Belouze-Storm, ***Le Régime express des paresseuses***,
Marabout, 2009.

Avec Marie Belouze, ***Maigrir au masculin***,
Marabout, 2007.

Avec Rosa Jackson, ***Petites Recettes pour grandir***,
Marabout, 2006.

Avec Tarik Aissani et Stéphane Szerman, ***J'arrête de fumer (sans grossir)***,
Marabout, 2005.

Avec Marie Belouze-Storm, ***Fini les kilos !***,
Marabout, 2005.

Avec Marie Belouze, ***Kilos ados***,
Marabout, 2002, rééd. poche, Marabout, 2004.

Avec Marie Belouze, ***Mincir après 40 ans***,
Marabout, 2003.

Achevé d'imprimer en janvier 2013 sur les presses de Macrolibros, Espagne.
ISBN : 978.2.501.08313.3
41.2512.6/01
Dépôt légal : février 2013